······<<< 中医核心知识点—本通系列 >>>······

中医基础理论
核心知识点全攻略

主审　郭霞珍　刘燕池
主编　许筱颖　王文澜

中国健康传媒集团
中国医药科技出版社

内容提要

　　本书以现行五年制中医药类统编教材《中医基础理论》为蓝本，通过各类图表形式的运用，将所学教材内容进行归纳整理，使其条理清晰、简明扼要、知识点突出，并附有习题及答案，方便掌握。本书适合中医院校学生和中医爱好者、自考者学习参考。

图书在版编目（CIP）数据

　　中医基础理论核心知识点全攻略／许筱颖，王文澜主编 . —北京：中国医药科技出版社，2019. 11

　　（中医核心知识点一本通系列）

　　ISBN 978 - 7 - 5214 - 1235 - 2

　　Ⅰ. ①中… 　Ⅱ. ①许… ②王… 　Ⅲ. ①中医医学基础 　Ⅳ. ①R22

　　中国版本图书馆 CIP 数据核字（2019）第 133548 号

美术编辑　陈君杞
版式设计　南博文化

出版　**中国健康传媒集团** | 中国医药科技出版社
地址　北京市海淀区文慧园北路甲 22 号
邮编　100082
电话　发行：010 - 62227427　邮购：010 - 62236938
网址　www. cmstp. com
规格　880 × 1230mm $^1/_{32}$
印张　6
字数　160 千字
版次　2019 年 11 月第 1 版
印次　2024 年 4 月第 2 次印刷
印刷　大厂回族自治县彩虹印刷有限公司
经销　全国各地新华书店
书号　ISBN 978 - 7 - 5214 - 1235 - 2
定价　**25. 00 元**

获取新书信息、投稿、为图书纠错，请扫码联系我们。

丛书编委会

总　主　编　翟双庆

副总主编　范志霞　王文澜　赵鲲鹏

编　　委（按姓氏笔画排序）

王　玫　　王天芳　　王文澜　　王旭昀

王庆甫　　王新月　　朱　玲　　许筱颖

李　雁　　李赛美　　杨　桢　　杨毅玲

邹纯朴　　罗颂平　　赵　颖　　钟嘉熙

高　琳　　郭　义　　黄　斌　　曹灵勇

温成平　　薛晓琳

编委会

出版说明

　　近年来，国家高度重视中医药事业的发展，中医药在人们健康生活中充当了越来越重要的角色，更多的人愿意选择中医中药，从而使更多的人愿意从事中医药行业的工作。为了帮助读者系统、快速了解中医药学科体系，帮助中医药院校学生、自学应考者，以及中医爱好者和初学者学习重点和去伪存真，我社特别策划出版了本套丛书。

　　本书的编写单位主要锁定在相关国家级精品课程的公认的重点中医药院校，主编多为国家级或省级精品课程的学科带头人，参编人员为多年从事教学、有丰富教学经验的资深教授，在本学科有一定的影响力，对各种考试考点非常熟悉的教学一线人员。从而，保证了本丛书内容的权威性和专业性。

　　本套丛书的编写形式以图和表为主，原则为：能用图表说明的一律采用图表形式；可以分条论述的不要成段地罗列论述，使核心知识点一目了然。为方便中医药相关人员准备中医执业医师资格考试、研究生入学考试、中医药院校在校生结业考试、卫生专业资格考试、规培资格考试、继续教育考试，本书中特设置【考点重点点拨】栏目，根据教材本身的特点放于不同位置，书后附有【巩固与练习】，方便读者随学随练，并达到自测的目的。

　　最后，祝愿使用这套书的中医药考生和爱好者，能有收获！

出版者
2019 年 5 月

前言

　　中医基础理论是学习中医药学的一门基础课程。本课程的教学目的在于使学生了解中医理论体系学术框架结构和基本内容，掌握中医学的基本特点、中医学思维方法、基本理论知识和相关学术思想，属于中医药学各个专业的主干及必修课程。学好本门课不仅能更好地掌握中医其他基础课及临床课，而且也为临床、科研工作奠定扎实的基础。

　　为了使其抽象的理论及概念更趋清晰及条理化，帮助读者系统掌握本课程的重点内容，我们结合多年的教学经验及临床体会编撰本书，利用图表形式使课程重点知识点内容凸显，把教材内容精简化，利于读者做到执简驭繁，对教材重点和知识点做到一目了然。

　　本书以全国统编教材《中医基础理论》为蓝本，以章或节为单位，每章或节下设考点重点点拨、复习技巧点拨、巩固与练习及参考答案。考点重点点拨以教学大纲为准则，结合各级考试，将出现频率较高的需要重点掌握的知识点列出，并以图表解的形式来阐释。为了照顾到本科结业考试和研究生考试、自考等学生需求，在每章均设有巩固与练习，并附参考答案，指出一些常考的题眼。

　　本书编写人员为在本学科有一定影响力的资深教授或有着丰富教学经验的对各种考试考点非常熟悉的教学一线人员。但难免会有疏漏，殷切希望广大读者及同道提出宝贵意见，以便再版时补充、修正，使之臻于完善。

编　者

2019 年 1 月

目 录

绪论 ……………………………………………………………… （1）

 一、中医学理论体系的形成和发展 ……………………… （1）

 二、中医学的基本特点 …………………………………… （3）

第一章　中医学的哲学基础 ……………………………………… （12）

 第一节　精气学说 ………………………………………… （12）

 一、基本概念 ……………………………………………… （12）

 二、主要内容 ……………………………………………… （13）

 三、在中医学中的应用 …………………………………… （13）

 第二节　阴阳学说 ………………………………………… （14）

 一、基本概念 ……………………………………………… （14）

 二、基本内容 ……………………………………………… （15）

 三、在中医学中的应用 …………………………………… （16）

 第三节　五行学说 ………………………………………… （19）

 一、基本概念 ……………………………………………… （19）

 二、基本内容 ……………………………………………… （20）

 三、在中医学中的应用 …………………………………… （22）

第二章　藏象 ……………………………………………………… （39）

 第一节　五脏的生理功能与特性………………………… （39）

 一、心的生理功能与特性 ………………………………… （39）

　　二、肺的生理功能与特性 …………………………………… (41)

　　三、脾的生理功能与特性 …………………………………… (43)

　　四、肝的生理功能与特性 …………………………………… (45)

　　五、肾的生理功能与特性 …………………………………… (47)

　　六、命门的形态与功能 ……………………………………… (49)

　第二节　五脏与五体、五官九窍、五志、五液的关系 ……… (51)

　　一、心在志、在液、在体和在窍 …………………………… (51)

　　二、肺在志、在液、在体和在窍 …………………………… (51)

　　三、脾在志、在液、在体和在窍 …………………………… (51)

　　四、肝在志、在液、在体和在窍 …………………………… (52)

　　五、肾在志、在液、在体和在窍 …………………………… (52)

　第三节　六腑的生理功能 …………………………………… (53)

　　一、胆的生理功能 …………………………………………… (53)

　　二、胃的分部名称、生理功能和特性 ……………………… (53)

　　三、小肠的生理功能 ………………………………………… (53)

　　四、大肠的生理功能 ………………………………………… (54)

　　五、膀胱的生理功能 ………………………………………… (54)

　　六、三焦的概念和生理功能 ………………………………… (54)

　第四节　奇恒之腑 …………………………………………… (55)

　　一、脑 ………………………………………………………… (55)

　　二、女子胞 …………………………………………………… (55)

　第五节　五脏之间的关系 …………………………………… (56)

　第六节　六腑与五脏之间的关系 …………………………… (57)

第三章　精、气、血、津液、神 ……………………………… (67)

　第一节　精 …………………………………………………… (67)

　　一、人体之精的概念 ………………………………………… (67)

　　二、人体之精的生成、贮藏与施泄 ………………………… (67)

三、人体之精的功能 ……………………………………（68）

四、人体之精的分类 ……………………………………（68）

第二节　气 ………………………………………………（69）

一、人体之气的概念 ……………………………………（69）

二、人体之气的生成 ……………………………………（69）

三、人体之气的功能 ……………………………………（69）

四、气的运动 ……………………………………………（70）

五、人体之气的分类 ……………………………………（71）

第三节　血 ………………………………………………（71）

一、基本概念 ……………………………………………（71）

二、生成 …………………………………………………（72）

三、功能 …………………………………………………（72）

四、运行 …………………………………………………（72）

第四节　津液 ……………………………………………（73）

一、基本概念 ……………………………………………（73）

二、生成、输布和排泄 …………………………………（73）

三、功能 …………………………………………………（74）

第五节　神 ………………………………………………（74）

一、基本概念 ……………………………………………（74）

二、生成 …………………………………………………（75）

三、功能 …………………………………………………（75）

第六节　精、气、血、津液、神之间的关系 …………（75）

一、气与血的关系 ………………………………………（75）

二、气与津液的关系 ……………………………………（76）

三、精、血、津液之间的关系 …………………………（77）

四、精、气、神之间的关系 ……………………………（77）

第四章　经络 ……………………………………………（88）

第一节　经络的概念及经络系统的组成 ………………（88）

一、经络的概念 ……………………………………………（88）

二、经络学说的形成 ………………………………………（88）

三、经络系统的组成 ………………………………………（89）

第二节　十二经脉 ……………………………………………（90）

一、名称 ……………………………………………………（90）

二、循行和分布规律 ………………………………………（91）

三、循行部位 ………………………………………………（92）

第三节　奇经八脉 ……………………………………………（94）

一、概念 ……………………………………………………（94）

二、循行特点 ………………………………………………（94）

三、生理功能 ………………………………………………（94）

四、循行部位和功能特点 …………………………………（94）

第四节　经别、别络、经筋、皮部 …………………………（96）

一、经别 ……………………………………………………（96）

二、别络 ……………………………………………………（97）

三、经筋 ……………………………………………………（98）

四、皮部 ……………………………………………………（98）

第五节　经络的生理功能 ……………………………………（99）

一、沟通联系作用 …………………………………………（99）

二、运输气血作用 …………………………………………（99）

三、感应传导作用 …………………………………………（100）

四、调节平衡作用 …………………………………………（100）

第六节　经络学说的临床应用 ………………………………（100）

一、阐释病理变化 …………………………………………（100）

二、指导临床诊断 …………………………………………（101）

三、指导疾病治疗 …………………………………………（101）

第五章　体质 ……………………………………………………（109）

第一节　体质的概念和形成 …………………………………（109）

一、概念 ……………………………………………………（109）

二、形成 ……………………………………（109）

第二节 体质的分类 ………………………（110）

常见体质分类及其特征 …………………（110）

第三节 体质学说的应用 …………………（111）

一、说明个体对某些病因的易感性 ………（111）

二、阐释发病原理 …………………………（111）

三、解释病理变化 …………………………（111）

四、指导辨证 ………………………………（112）

五、指导治疗 ………………………………（112）

六、指导养生 ………………………………（113）

第六章　病因 ………………………………（116）

第一节 六淫 ………………………………（116）

一、六淫的概念及共同致病特点 …………（116）

二、六淫各自的性质和致病特点 …………（117）

第二节 疠气 ………………………………（121）

一、基本概念 ………………………………（121）

二、致病特点 ………………………………（121）

第三节 内伤七情 …………………………（121）

一、七情的基本概念 ………………………（121）

二、内伤七情的致病特点 …………………（122）

第四节 饮食失宜 …………………………（123）

第五节 劳逸失度 …………………………（124）

第六节 病理产物性致病因素 ……………（124）

一、痰饮 ……………………………………（124）

二、瘀血 ……………………………………（125）

三、结石 ……………………………………（127）

第七章　病机 ………………………………（138）

第一节 发病原理 …………………………（138）

一、正气不足是疾病发生的内在根据 ……… （138）

二、邪气是发病的重要条件 ……………… （139）

三、邪正相搏的胜负决定发病与不发病 … （139）

第二节　发病类型 …………………………… （139）

一、感邪即发 ……………………………… （139）

二、徐发 …………………………………… （140）

三、伏而后发 ……………………………… （140）

四、继发 …………………………………… （140）

五、合病与并病 …………………………… （141）

六、复发 …………………………………… （141）

第三节　基本病机 …………………………… （142）

一、邪正盛衰 ……………………………… （142）

二、阴阳失调 ……………………………… （145）

三、气血的失常 …………………………… （149）

四、津液代谢失常 ………………………… （152）

第四节　内生"五邪"病机 ………………… （153）

一、风气内动 ……………………………… （153）

二、寒从中生 ……………………………… （154）

三、湿浊内生 ……………………………… （154）

四、津伤化燥 ……………………………… （154）

五、火热内生 ……………………………… （154）

第八章　防治原则 …………………………… （164）

第一节　预防 ………………………………… （164）

第二节　治则 ………………………………… （165）

一、正治与反治 …………………………… （165）

二、治标与治本 …………………………… （166）

三、扶正祛邪 ……………………………… （167）

四、调整阴阳 ……………………………… （168）

五、调整气血 ……………………………… （169）

六、三因制宜 ……………………………… （169）

绪　　论

【考点重点点拨】

1. 中医学理论体系形成的标志。
2. 中医学理论体系发展过程中有突出贡献的医家及标志性著作。
3. "金元四大家"各自的代表医家及所属学派。
4. 中医学的基本特点。
5. 整体观念及辨证论治的概念及主要内容。
6. 病、症、证三者的概念及其区别与联系。
7. 同病异治和异病同治的概念及临床应用举例。

一、中医学理论体系的形成和发展

1. 形成时间

春秋战国至秦汉。

2. 形成基础

（1）长期医疗经验的积累：如古代文献《山海经》中即记载了 38 种疾病，《五十二病方》中，已载有病证 52 种、病名 103 个。

（2）古代自然科学的渗透：如中国古代高度发展的天文、历法、气象、农学、数学等多学科知识，对中医学理论体系的形成产生了重要的影响。

（3）古代哲学思想的影响：如阴阳五行学说。

3. 形成标志

著作	意义
《黄帝内经》问世	现存最早的医学巨著、中医学理论体系初步形成的标志
汉以前秦越人著《难经》	补充了《黄帝内经》之不足，其丰富的内容包括了生理、病理、诊断及治疗等各个方面，尤其是脉学、命门、三焦等理论，对后世各科的临床实践具有重要的指导意义
东汉末年张仲景著《伤寒杂病论》	我国第一部临床医学专著，以六经辨证和脏腑辨证等方法，对外感疾患和内伤杂病进行治疗，确立了中医临床医学的辨证论治体系和理、法、方、药的运用原则，分为《伤寒论》与《金匮要略》两卷
《神农本草经》	中国医学史上第一部药物专著，收载药物365种，根据养生治病和有毒无毒，分为上、中、下三品，并将药物分为寒、热、温、凉四性及酸、苦、甘、辛、咸五味，为后世中药的理论体系奠定了基础

4. 理论发展

时代	作者	代表著作或学术观点	主要内容及贡献
晋代	皇甫谧	《针灸甲乙经》	第一部针灸学专著，对经络学说和针灸理论进行了深入的探讨，对后世针灸学的发展贡献很大
	王叔和	《脉经》	第一部脉学专著，阐述了二十四种脉象及其主病。提倡简便实用的"寸口诊法"，明确了左寸主心与小肠，左关主肝胆，右寸主肺与大肠，右关主脾胃，两尺主肾与膀胱的三部脉位
隋代	巢元方	《诸病源候论》	为第一部病因证候学专著。该书对内、外、妇、儿、五官、皮肤各科疾病的病因、病机与症状进行了详尽论述。如指出疥疮是由疥虫所致，"漆疮"的发生与体质有关，某些传染病是由自然界的"乖戾之气"引起，并有"皆相染易"的特点等
唐代	孙思邈	《千金方》	包括《千金要方》和《千金翼方》），既是最早的方剂学专著，又可称为我国第一部医学百科全书
宋朝	陈无择	《三因极一病证方论》	提出了著名的"三因学说"，内因为七情所伤致病，外因为六淫外邪所感，不内外因为饮食饥饱、呼叫伤气、虫兽所伤、中毒金疮、跌损压溺等所致

时代	作者	代表著作或学术观点	主要内容及贡献
金元时期	刘完素	强调"六气皆从火化""五志过极皆能生火",因而对火热病机多有所阐发	被后世尊称为"金元四大家"。以刘完素为代表的寒凉派、以张从正为代表的攻下派、以李东垣为代表的补土派、以朱丹溪为代表的养阴派
	李杲	提出"内伤脾胃,百病由生"的论点,认为疾病的发生,多与脾胃内伤有关,对脾胃升降理论多有阐发	
	朱丹溪	倡导"相火论",谓"阳常有余,阴常不足",主张滋阴降火,对"相火"学说有所发挥	
	张从正	主张"六气"致病,病由邪生,"邪去则正安",倡导以汗、吐、下三法攻邪而祛病	
明代	张景岳	《景岳全书》	提出"阳非有余","真阴不足",反对以寒凉药物攻伐人体阳气,主张补养肾阳肾阴
	吴又可	《温疫论》	提出了"戾气"学说。认为"温疫"的病原"非风非寒非暑非湿,乃天地间别有一种异气所感"。其传染途径是从口鼻而入,而不是从肌表而入
明清时期	叶天士	《外感温热论》	首先提出"温邪上受,首先犯肺,逆传心包"的论点,创卫气营血辨治理论
	吴鞠通	《温病条辨》	创三焦辨证理论
	薛生白	《湿热病篇》	发展了湿热病理论
	王孟英	《温热经纬》	明确提出"新感""伏邪"两大辨证纲领
清	王清任	《医林改错》	改正古医书在人体解剖方面的错误,并发展了瘀血致病理论

二、中医学的基本特点

中医学作为独特的理论体系,对于人体生理功能和病理变化的认识,以及有关疾病的诊断和治疗等方面,均有许多自己的特点。它的基本特点是整体观念和辨证论治。

（一）整体观念

1. 概念

整体，是完整性和统一性。整体观念，是中医学关于人体自身的完整性及人与自然、社会环境的统一性认识。

2. 内容

（1）人体是有机的整体（以五脏为中心，以心为主导的有机整体）

①生理上相互协调：五脏一体观、形神一体观。人体是一个内外联系、自我调节和自我适应的有机整体。

②病理上相互影响：中医学分析病理机制，把局部病理变化与整体病理反应统一起来。局部病变是整体病变的反映。

③诊断上察外知内：视其外应，以测内脏，则知所病。如：验舌、察面色测脏腑精气之盛衰。

④治疗上相互联系：如从阴引阳，从阳引阴；以右治左，以左治右；心开窍于舌，心与小肠相表里，所以可用清心热、泻小肠火的方法治疗口舌糜烂。

（2）人与自然界的统一性

①季节气候：气血、津液、脉象均呈季节性变化；临床上常见季节性多发病。

②昼夜晨昏：故阳气者，一日而主外，平旦人气生，日中而阳气隆，日西而阳气已虚，气门乃闭。病理上：旦慧、昼安、夕加、夜甚。

③地区方域：江南多湿热，人体腠理多疏松；北方多燥寒，人体腠理多致密。临床可见不同地区多发病。

（3）人与社会环境的统一性 { 社会环境的好坏 个人的社会地位改变 个人经济状况 } 对人体生理病理及疾病防治产生重要影响。剧烈、骤然变化的社会环境，引发某些身心疾病或使原发疾病恶化。《素问》"故贵脱势，虽不中邪，精神乃伤，身必败亡；始富后贫，虽不伤邪，皮焦筋屈，痿躄为挛"

（二）辨证论治

1. 辨证论治的概念

（1）辨证：就是将四诊（望、闻、问、切）所收集的资料、症状和体征，通过分析、综合，辨清疾病的原因、性质、部位，以及邪正之间的关系，从而概括、判断为某种性质证候的过程。

（2）论治：又叫施治，是根据辨证分析的结果，来确定相应的治疗原则和治疗方法。

（3）关系：辨证是决定治疗的前提和依据；论治是治疗疾病的手段和方法，是对辨证是否正确的实际检验。

2. 病、症、证区别与联系

	区　别	联　系
病	病是指在病因作用下机体邪正交争、阴阳失调所出现的导致生活和劳动能力失常的具有一定规律的病理全过程。具体表现为若干特定的症状、体征，以及疾病某阶段的相应证候	同一种病可以出现几种不同的证，而不同的疾病在其发展过程中可以出现相同的证，"证"反映的是疾病本质，"症"反应的是疾病的现象
症	症是指疾病的具体临床表现，包括症状和体征。症状是疾病过程中的个别表象，是病者主观感觉到的自身的不适、异常反应和临床表现或某些病态改变，如头痛、发热或恶心呕吐等。体征则是客观的临床表现，是医生在诊察疾病时所发现的异常征象，如舌苔、脉象等	
证	证是指在疾病发展过程中某一阶段或某一类型的病理概括，由症状和体征构成，包括疾病的原因、部位、病性和邪正关系。它常比症状能更全面、更深刻、更正确地揭示疾病的本质	

3. 辨证论治的运用

辨证论治作为指导临床诊治疾病的基本法则，能辨证地看待病和证的关系，认为一种病可以包括几种不同的证，而不同的疾病在其发展过程中可以出现相同的证，因此，在临床治疗时，就可采取"同病异治"或"异病同治"的方法来处理。

	概念	举例	内涵
同病异治	指同一种疾病，由于其发病的时间、地区，以及患者机体的反应性不同，或其病情处于不同的发展阶段，所表现的证不同，因而治法亦不一样	以感冒为例，由于发病的季节及患者的体质不同，不仅有风寒表证和风热表证之异，还有气虚感冒、暑季感冒等不同证型，故其治法也就不同。如风寒证—辛温解表—荆防败毒散；风热证—辛凉解表—银翘散	证同治亦同，证异治亦异。中医治病主要不是着眼于"病"的异同，而是着眼于"证"的区别
异病同治	不同的疾病，在其发展过程中，由于出现了相同的病机和相同的证，因而可采用相同的方法治疗	如久痢脱肛、子宫下垂是不同的病，但如果均表现为中气下陷证候，就都可以用补气升提的方法进行治疗	

【复习技巧点拨】

本章内容考试时以选择题、填空题、名词解释、问答题为主。全国性的各类资格考试，如中医执业医师、职称考试，研究生入学考试等均为选择题。高职、专科、本科、自学考试则以上各类题型均有。

1. 中医学基本特点相关内容常见于名词解释题、问答题，但其关键字词也可出选择题和填空题。

2. 中医学理论的形成和发展过程中的代表作的书名、成书年代、作者和主要学术观点多在 A、B 和 X 型选择题中出现。

3. 要深刻理解"病""症""证"，其可在各种题型中出现。

巩固与练习

一、选择题

（一）A 型题

1. 中医基础理论体系初步形成的标志是(　　　)

　　A. 《温病条辨》　　　　B. 《伤寒杂病论》　　　　C. 《神农本草经》

　　D. 《难经》　　　　　　E. 《黄帝内经》

2. 最早提出病因学中"三因学说"的医家是(　　　)

　　A. 巢元方　　　　　　B. 秦越人　　　　　　C. 张仲景

D. 陈无择　　　　　E. 孙思邈

3. 金元四大家中的"养阴派"医家是(　　)

 A. 李杲　　　　　　B. 张从正　　　　　C. 刘完素

 D. 朱丹溪　　　　　E. 张介宾

4. 最早提出温热病"卫气营血"辨证论治理论体系的医家是(　　)

 A. 王孟英　　　　　B. 吴鞠通　　　　　C. 薛生白

 D. 叶天士　　　　　E. 吴又可

5. 中医学整体观念指的是(　　)

 A. 人自身结构的完整性，脏腑功能的整体性

 B. 人体生理功能的整体性

 C. 机体与外环境的统一性和自身的整体性

 D. 人体病理的相互影响

 E. 内外环境的一体性，情志与脏腑的相关性

6. 中医的"肝郁脾虚"是(　　)

 A. 疾病　　　　　　B. 证候　　　　　　C. 症状

 D. 体征　　　　　　E. 状态

7. "恶心、呕吐"所属的是(　　)

 A. 证候　　　　　　B. 体征　　　　　　C. 症状

 D. 疾病　　　　　　E. 状态

8. "感冒"所属的是(　　)

 A. 证候　　　　　　B. 体征　　　　　　C. 症状

 D. 疾病　　　　　　E. 状态

9. 同样是感冒，但是所采取的治疗方法可不一样，所体现的是(　　)

 A. 辨症论治　　　　B. 同病异治　　　　C. 辨征而治

 D. 异病同治　　　　E. 辨病而治

10. 不论是"同病异治"还是"异病同治"，该治法的依据是(　　)

 A. 体征的变化　　　B. 病机的变化　　　C. 症状的变化

　　D. 病的变化　　　　　E. 状态的变化

11. "贫贱之人多劳力""劳力者则中实而骨劲筋强"所反映的是（　　）

　　A. 同病异治　　　　　　　B. 异病同治

　　C. 人体是一个有机整体　　D. 人与自然环境的统一性

　　E. 人与社会环境的统一性

12. 久泄脱肛和胃下垂都可采取补中益气的方法治疗，所反映的是（　　）

　　A. 辨症论治　　　　B. 同病异治　　　　C. 辨证而治

　　D. 辩证论治　　　　E. 辨病而治

（二）B 型题

　　A.《黄帝内经》　　B.《伤寒杂病论》　　C.《难经》

　　D.《诸病源候论》　　E.《瘟疫论》

1. 第一个提出"戾气"治病的专著是（　　）

2. 奠定中医学辨证论治基础的著作是（　　）

　　A. 疾病　　　　　B. 证候　　　　　C. 症状

　　D. 体征　　　　　E. 体态

3. 概括病变全过程的是（　　）

4. 为疾病某一阶段病理概括的是（　　）

（三）X 型题

1. 构建中医理论体系的主要医学著作是（　　）

　　A.《黄帝内经》　　B.《神农本草经》　　C.《伤寒论》

　　D.《金匮要略》　　E.《难经》

2. 人与自然统一性所包括的内容是（　　）

　　A. 人体生理功能上互相联系　　B. 季节变化对人体的影响

　　C. 昼夜晨昏变化对人体的影响　　D. 社会动荡对人体的影响

　　E. 地域变化对人体的影响

3. 中医学理论体系的基本特点是（　　）

　　A. 藏象学说　　　B. 阴阳五行　　　C. 整体观念

　　D. 精气学说　　　E. 辨证论治

二、填空题

1. 清代发展了瘀血致病理论的著作是_____

2. 多种疾病，当出现气虚时，都可以采取补气的治疗方法是_____

3. 人体是一个有机整体，其中心是_____

三、名词解释

1. 整体观念

2. 异病同治

3. 同病异治

四、问答题

1. 中医学的基本特点是什么？为什么说人体是一个统一的有机整体？

2. "症""证""病"的基本概念如何？三者之间有何关系，举例加以说明。

3. 金元四大家各有何学术特点？

4. 辨证与论治的相互关系如何？请分析病治异同与辨证论治的相关关系，并举例加以说明。

参考答案

一、选择题

（一）A 型题

1. E 2. D 3. D 4. D 5. C 6. B 7. C 8. D 9. B 10. B 11. E 12. C

（二）B 型题

1. E 2A 3. A 4. B

（三）X 型题

1. ABCDE 2. BCE 3. CE

二、填空题

1.《医林改错》 2. 异病同治 3. 五脏

其他题型答案参见本章相关内容。

三、名词解释（略）

四、问答题

1. 中医学的基本特点可以概括为两个方面，即整体观念和辨证论治。人体本身是一个有机整体，五脏代表人体的五大功能活动系统。在生理方面：人体以五脏为中心，在心的统领下，各脏腑的生理活动协调平衡，完成机体统一的功能活动。在病理方面：中医学着眼于整体以及局部病变对整体产生的影响。脏腑病变既可以相互传变，又可反映于体表，局部病理变化与整体病理反应密切相关。在诊断治疗方面：通过五官、形体、色脉等外在变化，了解和判断内在脏腑的病变，从而作出正确的诊断。例如，察舌诊脉可以推论内在脏腑的病变。在治疗方面：从调整整体出发，治疗局部病变，使阴阳重新恢复协调平衡，局部病变可愈。

2. "症""证""病"三者概念不同，但又有内在联系。"症"是指症状，包括患者的主观感觉和医生检查所得之客观体征。例如，头痛、咳嗽、恶心、呕吐等。而"证"，即证候，是对疾病发展过程中某一阶段的病理概括。一种证候，包括了病变的部位，疾病的原因、性质，以及邪正双方力量的对比。所谓"病"是指机体在一定的致病因素作用下，所发生的阴阳失调的病理变化总过程。

"症""证""病"三者之间存在着内在联系。"症"是疾病的现象，是内在脏腑病变表现于外的征象，而"证"则揭示了疾病的本质。一组症状能概括为某一种证候，而一种证候也包括若干症状。"病"既包括一组症状，又可包括几个不同的证候。某一种疾病处在不同的发展阶段，不但表现症状不同，而且形成不同的证。中医学治疗疾病，既辨病又辨证，但首先着眼于证的分辨，然后才能正确施治。中医学对"病"的认识，对于病名的确定有的以症状命名，如头痛、黄疸等；有的概括一组症状而命名，如头痛、恶风寒、脉浮等，可概括为太阳病；有的根据病因而命名，如伤寒病等。

3. "金元四大家"包括以刘完素为代表的寒凉派、以李东垣为代表的补土派、以张从正为代表的攻下派、以朱丹溪为代表的养阴派。刘完素受运气学说的影响，强调"六气皆从火化""五志过极皆能生火"，因而对火热病机多有所阐发，用药偏于寒凉；李东垣提出"内伤脾胃，百病由生"的论点，认为疾病的发生，多与脾胃内伤有关，对脾胃升降理论多有阐发，治疗重在脾胃。张从正主张"六气"皆可致病，病由邪生，"邪去则正安"，因而倡导以汗、吐、下三法攻邪而祛病；朱丹溪则倡导"相火论"，谓"阳常有余，阴常不足"，主张滋阴降火，对"相火"学说有所发挥。

4. 略。

第一章　中医学的哲学基础

【考点重点点拨】

1. 气的基本概念和精气学说的主要内容。
2. 阴阳的基本概念和阴阳学说的主要内容。
3. 五行的基本概念和五行学说的主要内容。
4. 阴阳学说和五行学说在中医学中的应用。

第一节　精气学说

一、基本概念

精气学说，是研究和探讨物质世界生成本原、相互关系及发展变化的古代哲学理论，是中医学认识事物生成变化的本原论和中介说。精气是物质世界的本原，宇宙万物皆由精气所构成，宇宙自然界是一个万物相通、天地一统的有机整体。人体亦由精气所构成。

1. 精的基本概念

精，又称精气，在古代哲学中，指充塞于宇宙之中运动不息而且无形可见的精微物质。与"气"同义，亦是宇宙万物生成的原始物质，而在某些情况下，精气则又专指"气"中的精粹部分，是构成人类的本原。

2. 气的基本概念

气，在古代哲学中，指在宇宙之中不断运动且无形可见的极细微物质，是宇宙万物的共同构成本原。

二、主要内容

1. 精气是构成世界的本原

$\left\{\begin{array}{l}\text{机制——天地之气交感，阴阳两气合和}\\\text{存在状态——弥散（无形）、凝聚（有形）}\end{array}\right.$

2. 精气在不断运动与变化

$\left\{\begin{array}{l}\text{具有普遍性}\\\text{根源——阴阳对立统一作用}\\\text{表现}\left\{\begin{array}{l}\text{气机——气的运动（升降出入）}\\\text{气化——气的运动产生的各种变化}\end{array}\right.\end{array}\right.$

3. 精气是宇宙万物感应的中介

$\left\{\begin{array}{l}\text{维系着天地万物之间的相互联系}\\\text{使万物得以相互感应：相互感动、相互影响、相互作用}\end{array}\right.$

4. 人类由天地之精气化生

$\left\{\begin{array}{l}\text{"人与天地相参，与日月相应也"}\\\text{"人以天地之气生，四时之法成""天地合气，命之曰人"}\end{array}\right.$

三、在中医学中的应用

（一）对中医学精气生命理论构建的影响

1. 对中医学精气学说建立的影响

$\left\{\begin{array}{l}\text{含义：精，即精气，是指藏于脏腑中的液态精华物质，是构成人}\\\text{体和维持人体生命活动的最基本物质}\\\text{来源}\left\{\begin{array}{l}\text{先天之精：父母遗传的生命物质，来源于父母的生殖之精}\\\text{后天之精：后天获得，来源于脾胃运化的水谷之精}\end{array}\right.\end{array}\right.$

2. 对中医学气理论形成的影响

$\left\{\begin{array}{l}\text{含义：气，是指人体内极其细微的、不断运动的精微物质}\\\text{功能：既是人体的重要组成部分，又是激发和调控人体生命活动}\\\quad\text{的动力源泉；感受和传递各种生命信息的载体}\end{array}\right.$

（二）对中医学整体观念构建的影响

哲学思想的精气学说渗透于中医学，促使中医学形成了同源性思维和相互联系的观点，构建成了表达人体自身完整性及人与自然社会环境统一性的整体观念，强调其从宏观上，从自然与社会的不同角度，全方位地研究人体的生理、病理及疾病的防治。

第二节　阴阳学说

一、基本概念

1. 阴阳的含义

阴阳是对自然界相互关联的某些事物或现象对立双方属性的概括。既可以代表两种相互对立的事物和势力，又可以代表和用以分析同一事物内部相互对立的两个方面。

2. 阴阳的属性

$\left\{\begin{array}{l}\text{凡是运动的、外向的、上升的、温热的、明亮的、无形的、}\\\quad\quad\quad\quad\quad\quad\quad\quad\quad\quad\quad\text{兴奋的——阳}\\\text{凡是静止的、内守的、下降的、寒凉的、晦暗的、有形的、}\\\quad\quad\quad\quad\quad\quad\quad\quad\quad\quad\quad\text{抑制的——阴}\end{array}\right.$

3. 阴阳的特性

（1）相关性：指用阴阳所分析的事物或现象，必须有相互关联性。

（2）普遍性：凡相关事物的相对属性，皆可划分阴阳。而不局限于某一特定事物。"阴阳者，天地之道也，万物之纲纪，变化之父母，生杀之本始，神明之府也。"

（3）相对性
①转化性：在一定条件下，阴阳双方可以相互转化。"重阴必阳，重阳必阴"
②比较对象不同，即比较的对象发生改变，其阴阳属性亦可以发生改变。如春和冬相对而言，春为阳，冬为阴；春夏相对而言，夏为阳，春为阴
③可分性：事物的无限可分性，阴阳中复有阴阳。如：昼为阳，夜为阴，而上午与下午相对而言，则上午为阳中之阳，下午为阳中之阴；前半夜与后半夜相对而言，则前半夜为阴中之阴，后半夜为阴中之阳

（4）规定性："水火者，阴阳之征兆也。即凡是具有与水相类似属性的事物或现象皆属阴，凡是具有与火相类似属性的事物或现象皆属阳。"

二、基本内容

阴阳学说认为，一切事物的发生、发展和变化，都是事物内部阴阳两个方面相互斗争、运动变化的结果，而且主要体现在阴阳之间的对立制约、互根互用、交感互藏、消长平衡和相互转化等方面。

阴阳学说的基本内容	含义	举例或分析
对立制约	①对立，即统一体中阴阳两个方面的属性相反 ②制约，阴阳双方在一定限度内相互牵制、互为胜负 ③阴阳的对立制约，是指属性相反的阴阳双方在一个统一体中的相互斗争、相互排斥和相互制约	如"动极者镇之以静，阴亢者胜之以阳"。"阳胜则阴病，阴胜则阳病"。春、夏、秋、冬四季有温、热、凉、寒的气候变化，春夏之所以温热，是因为春夏阳气上升抑制了秋冬的寒凉之气；秋冬之所以寒冷，是因为秋冬阴气上升抑制了春夏的温热之气的缘故
互根互用	①互根，阴阳相互依存、互为根本。双方各以对方为自己存在的前提 ②互用，在阴阳相互依存的基础上，阴阳双方又相互资生、相互为用	"阴在内，阳之守也；阳在外，阴之使也"；"阴阳又各互为其根，阳根于阴，阴根于阳；无阳则阴无以生，无阴则阳无以化"。"孤阴不生，独阳不长"

阴阳学说的基本内容	含义	举例或分析
交感互藏	①交感是指阴阳二气在运动中相互感应而交合，亦即相互发生作用。阴阳交感是宇宙万物赖以生成和变化的根源 ②互藏是指相互对立的阴阳双方中的任何一方都蕴含着另一方，即阴中有阳，阳中有阴	
消长平衡	消长：阴阳双方数量的减少和增加变化。由对立制约和互根互用引起	如从冬至春及夏，气候从寒冷逐渐转暖变热，即是"阴消阳长"的过程
	平衡是阴阳消长稳定在一定范围内的结果	如：所谓"阴平阳秘"，是阴阳在对立制约和消长中所取得的动态平衡
相互转化	指事物对立双方的总体属性，在一定的条件下可以向其相反的方向转化，即属阳的事物可以转化为属阴的事物，属阴的事物可转化为属阳的事物	①内在根源：阴阳的互根互用，是阴阳转化的内在根据 ②前提条件：消长运动事物发展到"物极"阶段。即"物极必反"。如一年四季气候的变化或人体病证性质阳热或阴寒的变化。"寒极生热，热极生寒……重阴必阳，重阳必阴"
自和与平衡	指阴阳双方自动维持和自动恢复其协调平衡状态的能力与趋势	

三、在中医学中的应用

阴阳学说，贯穿在中医学理论体系的各个方面，用来说明人体的组织结构、生理功能、疾病的发生发展规律，并指导着临床诊断和治疗。

（一）说明人体的组织结构

中医学认为人体是一个有机整体，人体内部充满着阴阳对立统一的关系。即"人生有形，不离阴阳"（《素问·宝命全形论》）。人体一切组织结构，既是有机联系的，又可以划分为相互对立的阴阳两部分。

1. 人体大体部位与结构的阴阳属性

属性	人体、部位									
阳	体表	上肢	左侧	外侧	腰背	背	胸	六腑	心肺	手足三阳经
阴	体内	下肢	右侧	内侧	胸腹	腰	腹	五脏	肝脾肾	手足三阴经

2. 人体五脏的阴阳属性

五脏 { 心肺居于上部（胸腔），属阳 { 心：阳中之阳脏 / 肺：阳中之阴脏 ; 肝脾肾位于下部（腹腔），属阴 { 肝：阴中之阳脏 / 脾：阴中之至阴 / 肾：阴中之阴脏 }

（二）说明人体的生理功能

1. 物质与功能的矛盾运动

{ 气（阳）——促进物质的新陈代谢 / 精（阴）——功能活动的物质基础 }

2. 生命活动的基本形式

{ 升、出（阳） / 降、入（阴） } 升降相因，相反相成

3. 功能与功能的矛盾运动

{ 温煦、推动、兴奋、升发功能——阳 / 凉润、宁静、抑制、沉降物质——阴 }

（三）阐释人体的病理变化

阴阳学说用以阐释人体的病理变化，主要表现为分析病因的阴阳属性和分析病理变化的基本规律。

1. 分析病因的阴阳属性

{ 阳—六淫 { 风邪、暑邪、火（热）邪为阳 / 寒邪、湿邪为阴 } / 阴—饮食居处，情志失调 }

2. 分析病理变化的基本规律

（1）阴阳偏盛 $\begin{cases} 阳偏胜 \begin{cases} 阳盛则热——实热证 \\ 阳盛则阴病——实热兼阴虚证 \end{cases} \\ 阴偏胜 \begin{cases} 阴盛则寒——实寒证 \\ 阴盛则阳病——实寒兼阳虚证 \end{cases} \end{cases}$ 邪气盛则实

（2）阴阳偏衰 $\begin{cases} 阳偏衰 \begin{cases} 阳虚则寒——虚寒证 \\ 阳损及阴——阴阳两虚 \end{cases} \\ 阴偏衰 \begin{cases} 阴虚则热——虚热证 \\ 阴损及阳——阴阳两虚 \end{cases} \end{cases}$ 精气夺则虚

（3）阴阳互损 $\begin{cases} 阳损及阴 \\ 阴损及阳 \end{cases}$ 阴阳两虚

（4）阴阳转化 $\begin{cases} 阳证\longrightarrow阴证 \\ 阴证\longrightarrow阳证 \end{cases}$

（四）用于疾病的诊断

1. 八纲辨证分阴阳

$\begin{cases} 里、虚、寒——阴 \\ 表、实、热——阳 \end{cases}$

2. 症状分阴阳

$\begin{cases} 热、燥、动——病在阳分 \\ 寒、润、静——病在阴分 \end{cases}$

3. 病变部位分阴阳

$\begin{cases} 表、外、上——病在阳分 \\ 里、内、下——病在阴分 \end{cases}$

4. 色泽分阴阳

$\begin{cases} 鲜明——病在阳分 \\ 晦暗——病在阴分 \end{cases}$

5. 声息分阴阳

$\begin{cases} 语声高亢宏亮，多言而躁动者，呼吸有力——阳证 \\ 语声低微无力，少言而沉静者，呼吸微弱——阴证 \end{cases}$

6. 脉象分阴阳

$\begin{cases} 数、浮、大、洪、滑——阳 \\ 迟、沉、小、细、涩——阴 \end{cases}$

（五）用于疾病的治疗

1. 确定治疗原则

(1) 阴阳偏盛 $\begin{cases} 阴偏盛—阴盛则寒—实寒证—寒者热之 \\ 阳偏盛—阳盛则热—实热证—热者寒之 \end{cases}$ $\left.\begin{matrix} \\ \end{matrix}\right\}$ 损其有余（实则泻之）

(2) 阴阳偏衰 $\begin{cases} 阴偏衰—虚热证——阳病治阴 \\ \quad（壮水之主，以制阳光） \\ 阳偏衰—虚寒证——阴病治阳 \end{cases}$ $\left.\begin{matrix} \\ \end{matrix}\right\}$ 补其不足（虚则补之）

（益火之源，以消阴翳）

2. 归纳药物的性能

(1) 药性 $\begin{cases} 寒凉——阴 \\ 温热——阳 \end{cases}$

(2) 五味 $\begin{cases} 辛、甘、淡——阳 \\ 酸、苦、咸——阴 \end{cases}$ 以药物之性纠正机体阴阳之偏

(3) 作用方向 $\begin{cases} 升浮——阳 \\ 沉降——阴 \end{cases}$

第三节　五行学说

一、基本概念

五行 $\begin{cases} 概念：指木、火、土、金、水五种基本物质的运动变化。行， \\ \qquad 运行、运动之意 \\ 起源："五材说"，"五方说" \end{cases}$

二、基本内容

（一）五行的特性

五行的特性，是用以分析和归纳各类事物五行属性的基本依据。《尚书·洪范》所说："水曰润下，火曰炎上，木曰曲直，金曰从革，土爰稼穑"，则是五行特性的经典性概括。

五行特性	本意	引申义
木曰曲直	指树木的生长形态能曲能直，舒展柔和	具生长、升发、条达、舒畅等作用或性质的事物
火曰炎上	指火具有温热、上升的特性	具有温热、升腾等作用或性质的事物
土爰稼穑	"爰"，通"曰"；"稼"，即种植谷物；"穑"，即收获谷物。"稼穑"，泛指人类播种和收获农作物的农事活动	具有生化、承载、受纳等作用或性质的事物
金曰从革	"从"，顺也；"革"，即变革。"金曰从革"本意是指金属的产生源于变革	具有清洁、肃降、收敛等作用或性质的事物
水曰润下	指水具有滋润和向下的特性	具有寒凉、滋润、向下运行等作用或性质的事物

（二）事物的五行属性归类

五行学说是以五行的特性来对自然界事物进行五行属性归类的。即是将事物的性质和作用与木、火、土、金、水五行的特性相类比，而得出事物的五行属性。事物和现象的五行归类方法，主要有取象比类法和推演络绎法，用以说明人体以及人与自然环境的整体统一。

自然界						五行	人体					
五味	五色	五化	五气	五方	五季		五脏	六腑	五官	形体	情志	五液
酸	青	生	风	东	春	木	肝	胆	目	筋	怒	泪
苦	赤	长	暑	南	夏	火	心	小肠	舌	脉	喜	汗
甘	黄	化	湿	中	长夏	土	脾	胃	口	肉	思	涎
辛	白	收	燥	西	秋	金	肺	大肠	鼻	皮	悲	涕
咸	黑	藏	寒	北	冬	水	肾	膀胱	耳	骨	恐	唾

（三）五行之间的相互关系

1. 正常关系

五行正常关系	含义	具体阐释
五行相生	指此一事物对另一事物具有促进、助长和资生的作用。顺序：木生火，火生土，土生金，金生水，水生木	母子关系（《难经》）：指五行中的相生关系。包括"生我"与"我生"关系，"生我"者为"母"；"我生"者为"子"如木生火，故木为火之"母"，火为木之"子"
五行相克	指一事物对另一事物的生长和功能具有抑制或制约的作用。顺序：木克土，土克水，水克火，火克金，金克木	"所不胜"和"所胜"关系：在《内经》中将相克称作"所不胜"和"所胜"。"克我"者为我"所不胜"，"我克"者为我"所胜"。例如火克金，火为金之"所不胜"，而金为火之"所胜"
五行的制化	五行间既相互资生，又相互制约，维持平衡协调	生克关系的结合，事物生中有克，克中有生，相反相成
五行的胜复	指五行中一行亢盛（即胜气），则引起其所不胜（即复气）的报复性制约，从而使五行之间复归于协调和稳定	规律："有胜则复"，属五行间相克规律的自我调节 次序：子复母仇

2. 异常关系

（1）相克关系的异常

相克关系	含义	原因	次序	关系	
				区别	联系
相乘	五行中某一行对所胜一行克制太过	太过（克者太过），不及（被克者不足）	木乘土→土乘水→水乘火→火乘金→金乘木（与相克次序一致）	相乘是按五行的相克次序发生过度的克制，相侮是与五行相克次序发生相反方向的克制	发生相乘时也可同时发生相侮；发生相侮时，也可同时发生相乘
相侮	五行中某一行对所不胜一行反向克制太过	太过（被克者太过），不及（克者不足）	木侮金→金侮火→火侮水→水侮土→土侮木（与相克次序相反）		

（2）相生关系的异常

相生关系	含义	规律
母病及子	指五行中的某一行异常，累及其子行，导致母子两行皆异常	母行虚弱亢盛→子行亦不足亢盛→母子两行皆不足亢盛
子病及母	指五行中的某一行异常，累及其母行，导致母子两行皆异常	子行亢盛不足→母行亦亢盛不足→子母两行皆亢盛不足

三、在中医学中的应用

（一）说明脏腑的生理功能与相互关系

五行学说，将人体的内脏分别归属于五行，以五行的特性来说明五脏的生理功能特点，同时还用以说明人体脏腑组织之间生理功能的内在联系。

1. 以五行的特性来说明五脏的生理功能特点

五脏	五行归属	归类原因
肝	属木	木曰曲直，枝叶条达，有升发之性；肝性条达，恶抑郁，有疏泄之功
心	属火	火曰炎上，有温热之性；心居膈上，有温煦之功
脾	属土	土性敦厚，生化万物；脾居中焦，化生气血
肺	属金	金性清肃，收敛肃杀；肺性清肃，以降为顺
肾	属水	水性滋润，下行闭藏；肾有藏精，主水之功

2. 五行学说还用以说明人体脏腑组织之间生理功能的内在联系

五脏间的生克关系	具体联系
资生关系	木生火——肝藏血以济心 火生土——心之阳以温脾 土生金——脾散精以充肺 金生水——肺肃降以助肾 水生木——肾藏精以养肝

续表

五脏间的生克关系	具体联系
制约关系	木克土——肝木之条达以疏泄脾土之壅塞
	火克金——心之阳热以制肺金肃降之太过
	土克水——脾主运化以制约肾水之泛滥
	金克木——肺气肃降以克制肝阳之上亢
	水克火——肾水上承以制心火之亢烈

（二）说明五脏病变的相互影响

五脏病变的相互影响	具体影响和传变
相生关系传变	母病及子：母脏之病传及子脏。如肝病及心
	子病及母：疾病从子脏传及母脏。如肝病及肾
相克关系传变	相乘：相克太过为病。如肝病及脾
	相侮：反向克制致病。如脾病及肝

（三）用于五脏系统疾病的诊断

作用	方法	临床举例
确定五脏的病变部位	从本脏所主的色、味、脉来诊断本脏病	面见青色，喜食酸味，脉见弦象为肝病
		面见赤色，口味苦，脉象洪为心火亢盛
	从出现他脏所主的色、脉来分析五脏疾病的传变情况	脾虚的病人，面见青色为肝病及脾（土虚木乘）
		肺病之人，面见红色，脉现洪象，为心病传肺（火乘金）
		心脏病人，面见黑色，为肾病及心（水来乘火）
推断病情的轻重顺逆	五色诊病	主色胜客色，其病为逆。客色胜主色，其病为顺
	脉象诊病	得相生之脉为顺。得相克之脉为逆

（四）指导五脏系统疾病的治疗

指导意义		具体应用
控制疾病的传变		掌握疾病发展传变的生克乘侮规律，及早控制传变，防患于未然。《难经·七十七难》提出的"见肝之病，则知肝当传之于脾，故先实其脾气"
确立治则治法	相生规律	治则：虚则补其母，实则泻其子
		治法：滋水涵木、培土生金、金水相生、益火补土
		临床举例：如肾阴不足，不能滋养肝木，而导致肝阴不足，肝阳亢逆者，治疗时不直接治肝，而侧重于补肾阴之虚。又如肺气虚亏发展到一定程度，可以用补脾益肺方法进行治疗
	相克规律	治则：抑强或扶弱
		治法：抑木扶土、培土制水、佐金平木、壮水制火
		临床举例：①如脾胃虚弱，肝气乘虚而入，导致肝脾不和之证，称为"土虚木乘"或"土虚木贼"，治疗应以健脾益气为主 ②又如土本制水，但由于脾之阳气虚弱，不仅不能制水，反遭肾水反克而出现水湿泛滥之证，称"土虚水侮"，治疗应以健脾温阳行水为主
指导情志疾病的治疗		临床上运用不同情志变化的相互抑制关系来达到治疗的目的。如：怒胜思，思胜恐，恐胜喜，喜胜悲，悲胜怒
指导针灸取穴		根据不同的病情以五行的生克规律进行选穴治疗
指导脏腑用药		药物的色味按照五行归属来确定

【复习技巧点拨】

本章内容是考试的重点内容，考试时以选择题、填空题、名词解释、问答题为主。全国性的各类资格考试，如中医执业医师、职称考试，研究生入学考试等均为选择题。高职、专科、本科、自学考试则以上各类题型均有。

1. 精气学说在各项考试中分值比例较小，其概念可能见于选择、名词解释，起源及精气学说中的基本内容一般见于选择题。

2. 阴阳与五行的相关内容是考试的重点内容，各知识点均在不同考试中出现，且考试方法灵活，一定要深入理解并熟练运用。

巩固与练习

一、选择题

（一）A 型题

1. 构成宇宙本原的是（　　）
   　A. 天气　　　　　　　B. 地气　　　　　　　C. 阳气
   　D. 阴气　　　　　　　E. 精气

2. 天地万物相互联系的中介是（　　）
   　A. 天气　　　　　　　B. 地气　　　　　　　C. 精气
   　D. 阴阳　　　　　　　E. 阳气

3. 古代哲学中，构成人体的本原物质是（　　）
   　A. 天气　　　　　　　B. 地气　　　　　　　C. 阳气
   　D. 阴气　　　　　　　E. 精气

4. 下列属于阴范畴的是（　　）
   　A. 热证　　　　　　　B. 表证　　　　　　　C. 实证
   　D. 阳虚证　　　　　　E. 阴虚证

5. 下列划分人体阴阳不确切的是（　　）
   　A. 上部为阳，下部为阴　　　B. 体表为阳，体内为阴
   　C. 六腑为阳，五脏为阴　　　D. 腹部为阳，背部为阴
   　E. 心为阳，肾为阴

6. 阴阳的概念，最确切的是（　　）
   　A. 阴阳是中国古代的两点论
   　B. 阴阳是相互关联的事物对立双方属性的概括
   　C. 阴阳是相互对立的事物
   　D. 阴和阳代表相互关联的事件
   　E. 阴阳即是矛盾

7. "阴平阳秘"依据的阴阳关系是（　　）
   　A. 对立制约　　　　　B. 互根互用　　　　　C. 消长平衡
   　D. 相互转化　　　　　E. 交感互藏

8. "阴在内，阳之守也；阳在外，阴之使也"所说明的阴阳关系
是（　　）

  A. 相互转化   B. 互根互用   C. 消长平衡

  D. 对立制约   E. 交感互藏

9. "阴胜则阳病"的理论基础是(　　)

  A. 阴阳的对立制约   B. 阴阳的相互依存

  C. 阴阳的相互促进   D. 阴阳的相互转化

  E. 阴阳的相互为用

10. 依据阴阳学说实热证的病理基础是(　　)

  A. 阳偏衰   B. 阳偏胜   C. 阴偏衰

  D. 阴偏胜   E. 阳亢盛

11. 所谓"阴中求阳",指的是(　　)

  A. 壮水之法,以制约阳亢

  B. 扶阳益火之法,以制约阴盛

  C. 在补阴剂中适当佐用补阳药

  D. 在补阳剂中适当佐用补阴药

  E. 阴阳双补

12. 导致阴阳俱损的理论根据是(　　)

  A. 阴阳互根   B. 阴阳对立   C. 阴阳消长

  D. 阴阳转化   E. 阴阳制约

13. "阴胜则阳病"指的是(　　)

  A. 阴盛格阳,使得虚阳外越

  B. 阳气亢盛,消灼人体阴液

  C. 阳气不足,导致阴气偏胜

  D. 阴损及阳,导致阴阳两虚

  E. 阴寒过盛,导致阳气损伤

14. 上半夜的阴阳属性是(　　)

  A. 阳中之阳   B. 阳中之阴   C. 阴中之阳

  D. 阴中之阴   E. 上半夜属阴

15. 虚热证的病理基础是(　　)

  A. 阴偏胜   B. 阳偏胜   C. 阴偏衰

  D. 阳偏衰   E. 阴损及阳

16. 根据阴阳学说，药用五味，下列属阳的是( )

    A. 辛、甘、酸   B. 酸、苦、咸   C. 辛、苦、甘

    D. 辛、甘、淡   E. 辛、淡、咸

17. 脾的阴阳属性是( )

    A. 阴中之阴   B. 阴中之阳   C. 阴中之至阴

    D. 阳中之阳   E. 阳中之阴

18. 肺的阴阳属性是( )

    A. 阳中之阳   B. 阳中之阴   C. 阴中之阳

    D. 阴中之阴   E. 主气属阳

19. 适合治疗阴偏衰的治则是( )

    A. 阳病治阴   B. 阴病治阳   C. 阴中求阳

    D. 阳病治阳   E. 阴病治阴

20. 脉象分阴阳，属于阳的脉象是( )

    A. 浮脉   B. 沉脉   C. 小脉

    D. 涩脉   E. 细脉

21. "动极者镇之以静，阴亢者胜之以阳"，说明阴阳之间的关系是( )

    A. 交感互藏   B. 互根互用   C. 对立制约

    D. 相互转化   E. 消长平衡

22. 阴阳转化是( )

    A. 绝对的   B. 有条件的   C. 偶然的

    D. 必然的   E. 量变的

23. "阴阳离决，精气乃绝"是指( )

    A. 阴阳平衡关系的破坏   B. 阴阳对立关系的破坏

    C. 阴阳互根关系的破坏   D. 阴阳消长关系的破坏

    E. 阴阳转化关系的破坏

24. 引起虚热证的阴阳失调是( )

    A. 阴偏胜   B. 阴偏衰   C. 阳偏胜

    D. 阳偏衰   E. 阴胜则阳病

25. 对"春夏养阳，秋冬养阴"的理解不恰当的是( )

A. 是一种顺时养生的法则

B. 要使人体的阴阳变化与四时阴阳变化相适应

C. 冬病夏治，夏病冬养是该养生原则的体现

D. 对于阴虚阳亢体质者，冬季当用凉润药物滋补阴气

E. 对于阳虚阴盛体质者，冬季当用温热药物培补阳气

26. 《素问·阴阳离合论》"阴阳者，数之可十，推之可百，数之可千，推之可万，万之大不可胜数，然其要一也"说明了（　　）

A. 阴阳相互联系　　B. 阴阳的普遍性　　C. 阴阳的特殊性

D. 阴阳的基本属性　E. 阴阳相互对立

27. 五行相克的关系中，火的"所不胜"是（　　）

A. 木　　　　　　B. 火　　　　　　C. 金

D. 水　　　　　　E. 土

28. 按五行规律，肝病及心的是（　　）

A. 子病犯母　　　B. 母病及子　　　C. 相乘传变

D. 相侮传变　　　E. 相克

29. 五行相生的关系中，水的"子行"是（　　）

A. 水　　　　　　B. 木　　　　　　C. 金

D. 土　　　　　　E. 火

30. 五行相侮的基本概念是（　　）

A. 某行之气亢盛传及母脏

B. 某行之气亢盛传及子脏

C. 某行之气虚衰传及"所胜"

D. 某行之气亢盛侵及"所不胜"

E. 某行之气虚衰传及子脏

31. 下列除哪一项外，均属于五行之水（　　）

A. 五色之黑　　　B. 六腑之膀胱　　C. 五脏之肾

D. 五体之筋　　　E. 五味之咸

32. 下列属"相侮"传变的是（　　）

A. 心病及肝　　　B. 心病及肺　　　C. 心病及脾

D. 心病及肾　　　E. 肾病及心

33. "肝病传肾"发生的机理是(　　　)

　　A. 相克　　　　　　B. 相侮　　　　　　C. 母病及子

　　D. 相乘　　　　　　E. 子病犯母

34. 以下属于按相克规律确定的治法是(　　　)

　　A. 培土生金　　　　B. 益火补土　　　　C. 泻南补北

　　D. 滋水涵木　　　　E. 金水相生

35. 患病初期见肝气郁结之证,继则出现脾虚之证,按五行理论分析是(　　　)

　　A. 相生　　　　　　B. 相克　　　　　　C. 相乘

　　D. 相侮　　　　　　E. 母病及子

36. 五行相克的关系中,怒"所胜"的情志是(　　　)

　　A. 喜　　　　　　　B. 思　　　　　　　C. 悲

　　D. 恐　　　　　　　E. 惊

37. 按五行相克规律,肾之所不胜者是(　　　)

　　A. 肝　　　　　　　B. 心　　　　　　　C. 脾

　　D. 肺　　　　　　　E. 肾

38. 按五行相生规律,肺之"母脏"是(　　　)

　　A. 肝　　　　　　　B. 心　　　　　　　C. 脾

　　D. 肾　　　　　　　E. 三焦

39. 下列各项中,可以用来解释"脾病传肾"发生机理的是(　　　)

　　A. 相克　　　　　　B. 相侮　　　　　　C. 母病及子

　　D. 相乘　　　　　　E. 子病犯母

40. 按五行相克规律,肺之所不胜者是(　　　)

　　A. 肝　　　　　　　B. 心　　　　　　　C. 脾

　　D. 肾　　　　　　　E. 胆

41. 五行中"火"的特性是(　　　)

　　A. 曲直　　　　　　B. 稼穑　　　　　　C. 炎上

　　D. 润下　　　　　　E. 从革

42. 属于五行之"金"的五音是(　　　)

　　A. 宫音　　　　　　B. 商音　　　　　　C. 角音

D. 徵音　　　　　　　E. 羽音

43. "亢则害,承乃制"说明五行之间的关系是(　　)

A. 相克关系　　　　B. 相生关系　　　　C. 相乘关系

D. 制化关系　　　　E. 相侮关系

44. 按五行生克乘侮规律,脾虚病人见面色青是(　　)

A. 木克土　　　　　B. 木乘土　　　　　C. 土侮木

D. 土生金　　　　　E. 土克水

45. 面见赤色,脉见洪象的病证是(　　)

A. 肝病　　　　　　B. 心病　　　　　　C. 脾病

D. 肺病　　　　　　E. 肾病

46. 患者患病初期胁肋胀痛,性情抑郁,喜太息,继则纳呆腹胀,肠鸣便溏,舌苔白,脉弦缓。按五行理论分析,为(　　)

A. 相生　　　　　　B. 相克　　　　　　C. 相乘

D. 相侮　　　　　　E. 母病及子

47. 根据五行相克规律,确定的治法是(　　)

A. 益火补土法　　　B. 培土生金法　　　C. 佐金平木法

D. 金水相生法　　　E. 滋水涵木法

48. 五行中"土"的特性是(　　)

A. 炎上　　　　　　B. 润下　　　　　　C. 稼穑

D. 曲直　　　　　　E. 从革

49. 五行胜复调节,若胜气为火,则复气为(　　)

A. 金　　　　　　　B. 木　　　　　　　C. 水

D. 火　　　　　　　E. 土

(二) B 型题

A. 阴阳说　　　　　B. 水地说　　　　　C. 五行说

D. 元气说　　　　　E. 云气说

1. 气的概念源自于(　　)

2. 精气概念源自于(　　)

A. 阳病治阳　　　　B. 阴中求阳　　　　C. 热极生寒

D. 寒者热之　　　　E. 热者寒之

3. 可以用阴阳互根说明的是(　　)

4. 可以用阴阳转化说明的是(　　)

　　A. 寒甚生热　　　　　　　B. 阴阳相错，而变由生也

　　C. 阴在内，阳之守也　　　D. 阳胜则阴病

　　E. 重阴必阳，重阳必阴

5. 可以用阴阳互根说明的是(　　)

6. 可以用对立制约说明的是(　　)

　　A. 阴阳对立　　　　B. 阴阳互根　　　　C. 阴阳消长

　　D. 阴阳转化　　　　E. 阴阳平衡

7. "孤阴不生，独阳不长"的理论根据是(　　)

8. "寒极生热，热极生寒"的理论根据(　　)

　　A. 上午　　　　　　B. 下午　　　　　　C. 中午

　　D. 前半夜　　　　　E. 后半夜

9. 属于阳中之阳的时间是(　　)

10. 属于阴中之阴的时间是(　　)

　　A. 阳中求阴　　　　B. 阳病治阴　　　　C. 阴阳双补

　　D. 阴病治阳　　　　E. 阴病治阴

11. 根据阴阳互根确定的治法是(　　)

12. 适用于阳偏衰的治法是(　　)

　　A. 实热证　　　　　B. 实寒证　　　　　C. 虚寒证

　　D. 虚热证　　　　　E. 寒热错杂证

13. "益火之源，以消阴翳"的适应证是(　　)

14. "壮水之主，以制阳光"的适应证是(　　)

　　A. 阴阳交感　　　B. 阴阳对立制约　　　C. 阴阳互藏

　　D. 阴阳平衡　　　E. 阴阳互根互用

15. 万物发生和变化的根源(　　)

16. 阴阳交感的基础是(　　)

　　A. 动极者镇之以静

　　B. 地气上为云，天气下为雨，雨出地气，云出天气

　　C. 重阴必阳

D. 寒极生热

E. 阴在内，阳之守也

17. 上述选项可用阴阳互根互用说明的是( )

18. 上述选项可用阴阳对立制约说明的是( )

A. 木   B. 水   C. 金

D. 火   E. 土

19. 金所属的子行是( )

20. 火所属的母行是( )

A. 相侮   B. 相乘   C. 子病犯母

D. 母病及子   E. 制化

21. "见肝之病，知肝传脾"所属的是( )

22. "水气凌心"所属的是( )

A. 曲直   B. 稼穑   C. 炎上

D. 润下   E. 从革

23. "木"的特性是( )

24. "水"的特性是( )

A. 怒   B. 喜   C. 悲

D. 恐   E. 思

25. 喜所胜的是( )

26. 恐所胜的是( )

A. 目   B. 舌   C. 口

D. 鼻   E. 耳

27. 属于"水"的是( )

28. 属于"土"的是( )

A. 五行相生   B. 五行相克   C. 五行相乘

D. 五行相侮   E. 五行制化

29. "反克"指的是( )

30. "生中有克，克中有生"指的是( )

A. 酸   B. 苦   C. 甘

D. 辛   E. 咸

31. 五味中属"水"的是(　　)
32. 五味中属"火"的是(　　)

    A. 滋水涵木法　　 B. 益火补土法　　 C. 培土生金法

    D. 抑木扶土法　　 E. 金水相生法

33. 健脾气以补肺气的治法是(　　)
34. 用于治疗肝旺脾虚的治法是(　　)

    A. 筋　　 B. 脉　　 C. 肉

    D. 骨　　 E. 皮

35. 属于"火"的五体是(　　)
36. 属于"水"的五体是(　　)

(三) X 型题

1. 阴阳学说包含的基本内容包括(　　)

    A. 对立制约　　 B. 互根互用

    C. 交感互藏　　 D. 消长平衡与相互转化

    E. 自和与平衡

2. 五脏中属于阴脏的包括(　　)

    A. 心　　 B. 肝　　 C. 脾

    D. 肺　　 E. 肾

3. 下列哪些属于五行理论在情志病治疗中的具体应用(　　)

    A. 思胜恐　　 B. 惊胜思　　 C. 悲胜怒

    D. 怒胜忧　　 E. 恐胜喜

4. 下列属于水行的是(　　)

    A. 爪、筋、皮、肉、口　　 B. 冬、膀胱、耳、骨、恐

    C. 冬、鼻、口、胃、长　　 D. 恐、辛、西、耳、冬

    E. 北、冬、藏、黑、咸

5. 根据虚则补其母确立的治法(　　)

    A. 培土制水　　 B. 益火补土　　 C. 滋水涵木

    D. 佐金平木　　 E. 培土生金

6. 根据五行生克乘侮规律来推断疾病病情,病情较轻的是(　　)

    A. 肾病及肝　　 B. 脾病及肺　　 C. 肺病及脾

D. 脾病及肝　　　　　E. 肝病及心

7. 根据五行生克乘侮规律来推断疾病转归，为"顺"的是(　　)

A. 肝病色青见浮脉　　　　B. 心病面赤见沉脉

C. 肝病色青见沉脉　　　　D. 肺病色白见洪脉

E. 肾病色黑见沉脉

二、填空题

1. 五脏分阴阳中，被称为"阳中之阳"的脏是____，称"阴中之阳"的脏是____。

2. 昼夜分阴阳，上午属于_____，后半夜属于_____。

3. 《内经》所谓"阴阳之征兆"是____，"阴阳之道路"是____。

4. 阴阳偏胜的治疗原则是_____，阴阳偏衰的治疗原则是_____。

5. 阴损及阳，阳损及阴，最终有可能导致_____。

6. 言人身脏腑之阴阳，则五脏者属____，六腑者属____；而五脏之中还可再分阴阳，其中五脏中阴中之至阴是____，阳中之阴是____。

7. 《尚书·洪范》对五行的特征做出了经典的解释，即木曰____，火曰____，土爰____，金曰____，水曰____。

8. 五行配五脏，心属于____，肾属于____。

9. 泻南补北是根据五行____关系确定的治法。

10. 脾的所胜是____，所不胜是____。

11. 如诊断为肾病，可见面色____，口味____，脉象____。

三、名词解释

1. 精

2. 阴平阳秘

3. 阴阳自和

4. 阴损及阳

5. 阳虚则寒

6. 五行

7. 五行乘侮

8. 培土生金

9. 五行制化

四、问答题

1. 阴阳的基本概念是什么？举例说明阴阳属性的相对性。

2. 怎样用阴阳学说理论指导疾病治疗？

3. 怎样用阴阳学说说明人体的病理变化？

4. 五行学说的基本内容包括哪些方面？试述之。

5. 如何运用五行规律来解释五脏病证的相互传变？

6. 何谓五行的相乘和相侮？乘侮是如何发生的？乘和侮有何联系和区别？

参考答案

一、选择题

（一）A 型题

1. E　2. C　3. E　4. D　5. D　6. B　7. C　8. B　9. A　10. B　11. D
12. A　13. E　14. D　15. C　16. D　17. C　18. B　19. A　20. A
21. C　22. B　23. C　24. B　25. E　26. B　27. D　28. B　29. B
30. D　31. D　32. E　33. E　34. C　35. C　36. B　37. C　38. C
39. D　40. B　41. C　42. B　43. D　44. B　45. C　46. C　47. C
48. C　49. C

（二）B 型题

1. E　2. B　3. B　4. C　5. C　6. D　7. B　8. D　9. A　10. D　11. A
12. D　13. C　14. D　15. A　16. C　17. E　18. A　19. B　20. A
21. B　22. B　23. A　24. D　25. C　26. B　27. E　28. B　29. D
30. E　31. E　32. B　33. C　34. D　35. B　36. D

（三）X 型题

1. ABCDE　2. BCE　3. ACE　4. BE　5. BCE　6. ABE　7. CE

二、填空题

1. 心；肝　2. 阳中之阳；阴中之阳　3. 水火；左右　4. 实则泻

之；虚则补之 5. 阴阳两虚 6. 阴；阳；脾；肺 7. 曲直；炎上；稼穑；从革；润下 8. 火；水 9. 相克 10. 肾；肝 11. 黑；咸；沉

三、名词解释（略）

四、问答题

1. 阴阳，是对自然界既相互对立又相互关联的两种事物或现象对立双方属性的概括。事物的阴阳属性，并不是绝对的，而是相对的。这种相对性，一方面表现为在一定的条件下，事物的阴阳属性可以发生相互转化，即阴可以转化为阳，阳也可以转化为阴。另一方面，体现于阴阳的无限可分性。例如，昼为阳，夜为阴，而上午与下午相对而言，则上午为阳中之阳，下午为阳中之阴；前半夜与后半夜相对而言，则前半夜为阴中之阴，后半夜为阴中之阳。所以说，阴阳之中仍有阴阳可分。

2. （1）确定治疗原则：由于疾病发生的根本原因是阴阳失调。所以调整阴阳，恢复阴阳的相对平衡，是治疗疾病的基本原则。①阴阳偏盛的治疗原则：损其有余，即损其有余之阴，或损其有余之阳。阳盛则热，属实热证。"热者寒之"，用寒凉药物治疗之。阴盛则寒，属实寒证，"寒者热之"，用温热药物治疗之。由于阴盛则阳病，阳盛则阴病，阴盛伤人体阳气，阳盛伤人体阴液。故在采用"损其有余"的治法时，还应注意有无相应的阴或阳偏衰的情况存在。若引起相对一方偏衰时，则当兼顾其不足，配合以扶阳或益阴之药物。②阴阳偏衰的治疗原则：补其不足，补其不足之阳，或补其不足之阴。阴不足不能制阳而致阳亢者，属虚热证，则用补阴的方法，补阴以配阳，使阴阳重新恢复平衡。阳不足不能制阴而造成阴相对偏盛时，属虚寒证，则用补阳的方法，补阳以配阴，使阴阳重新恢复平衡。这就是"阳病治阴，阴病治阳，壮水之主，以制阳光；益火之源，以消阴翳"的治疗法则。另外，根据阴阳互根的原理，在治疗阴阳偏衰时，还应注意"阴中求阳""阳中求阴"的问题。阴中求阳，即在补阳的同时，兼以补阴，使阳得阴助生化无穷；阳中求阴，即在补阴的同时，兼以补阳，使阴得阳升而源泉不竭。

（2）归纳药物的性能：阴阳学说用于疾病的治疗，可以用来概括药物的性味功能，作为指导临床用药的依据。①药性分阴阳：药性主要有寒、热、温、凉四种，又称"四气"。其中寒凉属阴，温热属阳，寒凉药物用于热证，温热药物用于寒证。②五味分阴阳：五味即酸、苦、甘、辛、咸五种味道。其中辛、甘、淡属阳，酸、苦、咸为阴。③升降沉浮分阴阳：上升、浮散者为阳，下降重镇者为阴。总之，治疗疾病就是根据阴阳偏盛偏衰情况，确定治疗原则，再结合药物的阴阳属性，选择相应的药物，以纠正阴阳失调状态，从而达到治病目的。

3. 人体的病理变化，都可用阴阳失调来说明，具体体现在：

（1）说明疾病的本质：疾病千变万化，但归根结底，所谓疾病，就是阴阳平衡失调。

（2）致病因素分阴阳：邪气有阴邪、阳邪之分。例如六淫邪气，风、热、暑邪属阳邪，寒、湿邪属阴邪。

（3）阴阳偏盛与寒热：①阳盛则热，阳盛则阴病。阳盛指阳邪致病，使阳绝对亢盛，而阳长阴消，阳盛的病变，必然损伤人体的阴液，阴液受伤，称之为阴病。②阴盛则寒，阴盛则阳病。阴盛指阴邪致病，是阴的绝对偏盛，而阴长阳消，阴胜的病变，必然损伤人体的阳气，阳气受伤，称之为阳病。

4. 可概括为两个方面，一是对事物的五行属性推演和归类，即采用取象类比和推演络绎的方法，将事物的性质和作用与五行的特性相类比，从而得出事物的五行属性。二是五行的生克乘侮规律。相生和相克是正常情况下存在的，用来探索和阐释事物之间相互联系、协调平衡的状态。而相乘和相侮是异常情况下出现的不正常现象，主要用来探索和阐释事物之间的协调平衡被破坏后的相互影响。

5. 五脏发生病变时，可以相互影响。①相生关系的传变，包括母病及子、子病犯母两个方面。如肾病及肝，为母病及子；心病及肝为子病犯母。②相克关系的传变，包括相乘与相侮两种情况。相乘是相克太过为病，如肝乘脾等。相侮是相克的反向而致病，如肝侮肺等。另外，五脏病变相互传变，病情有轻重的不同。母病及子病情较轻，子病犯母，病情较重；相侮时，病情较轻，相乘时病情较重。

6. 乘和侮都是异常克制状态。所谓相乘，是指五行中的某一行对其"所胜"一行的过度克制，乘有以强凌弱、乘虚侵袭的意思。导致相乘的原因有两个方面，即克制一行过亢或被克一行过衰。如正常情况下木能克土，但若木行过亢或土行过衰，则木即会过度克制木，所谓"木乘土"。五行相乘规律与五行相克规律相一致。

　　所谓五行相侮，是指五行中的某一行对其"所不胜"一行的反向克制。侮有欺侮和反侮的意思。导致相侮的原因有两个方面，即克制一行过衰，或被克一方过亢。如正常情况下木能克土，但若木行过衰或土行过亢，则土即可反向克木，是谓"土侮木"。相侮的的规律是相克规律的反向。

　　乘与侮的联系是，无论某一行过亢或过衰，既可发生相乘，也可以发生相侮。如以木为例：木过亢，既可乘土，又可侮金；而木过衰，则金来乘木，土来侮木。乘与侮的区别主要有两点：一是次序相反。相乘的次序就是相克的次序，而相侮的次序则是相克次序的反向；二是原因相反。相乘的原因是克制一行过亢或被克一行过衰，而相侮的原因则是克制一行过衰或被克一行过亢。

第二章 藏 象

【考点重点点拨】

1. 五脏的生理功能与特性。
2. 五脏与五体、五官九窍、五志、五液、五时的关系。
3. 五脏之间的关系。
4. 六腑的生理功能。
5. 五脏与六腑的关系。
6. 奇恒之腑的功能。

第一节 五脏的生理功能与特性

一、心的生理功能与特性

心为神之居、血之主、脉之宗，为阳中之阳脏，五行属火，起着主宰生命活动的作用，故称之为"君主之官"。生理功能为心主血脉和主神志。

（一）生理功能

1. 心主血脉

含义	主是指主持、管理之意。血，指血液，是人体重要的营养物质。脉是指经脉，是血液运行的通道，中医又称为"血府"。心主血脉是指心气具有推动血液在脉管中运行的作用。心主血脉包含心主血和心主脉两个方面，是指心气具有推动血液在脉管中运行的作用。心主血脉功能正常的三个条件：心气充沛；脉道通利；气血充盈
生理病理联系	心气充足，则面色红润光泽，脉搏均匀，和缓有力；心气不足，则见心慌、心悸、面色无华、脉虚无力等。心血瘀阻——心悸、心前区憋闷疼痛、面色晦暗、口唇青紫、脉搏节律不整（中医的结代脉）等（此病相当于西医的冠心病、心肌梗死）。心血亏虚——心悸、面色口唇苍白，脉细无力等
临床意义	在体合脉——"脉诊"，心尖博动处——"虚里"诊，其华在面——面色诊

2. 主神志

含义	又称心主神明或心藏神，即是指心是神志活动产生的场所，神志活动亦由心所主
	神的概念，有广义之神和狭义之神 广义之神：是指人体生命活动的外在表现，是对人体生命活动的高度概括。它通过人的眼神、表情、语言、动作等反映于外，又称为"神气"，是中医望诊的重要内容 狭义之神：是指人的精神、意识和思维活动，心主神志指狭义的神
理论依据	①整体观念，五脏藏神——《素问·宣明五气篇》"心藏神，肺藏魄，肝藏魂，脾藏意，肾藏志" ②心为神志活动产生的主要场所——《灵枢·邪客》"心者，五脏六腑之大主也，精神之所舍也" ③血液为神志活动的物质基础——《素问·八正神明论》"血气者，人之神" ④心主神志还受古代哲学和文化的影响
生理病理联系	①心主神志功能正常，精神振作，神志清晰，思维敏捷，对外界信息反应灵敏 ②心主神志功能异常，精神意识思维活动异常 ——心血虚：心悸，健忘，失眠，多梦 ——痰迷心窍：神昏，痴呆，举止失常 ——痰火扰心：躁狂

3. 心主血脉与心主神志的关系

心主血脉是心主神志的物质基础；心主神志是心主血脉的功能表现与主宰。

（二）生理特性

1. 心为阳脏而主阳气

心在五行属火，与夏季阳热之气相应，故为阳脏。生理上心脏必须保持强大的阳气，才能温运血脉，振奋精神，温煦周身。

2. 与夏气相通应

与心为阳脏而主阳气的特性相一致。夏季自然界的阳气最旺盛，同气相求，故夏季心脏的阳气最旺盛。

二、肺的生理功能与特性

（一）生理功能

1. 肺主气，司呼吸

含义	即肺有主持、调节各脏腑经络之气的功能
具体体现	①主呼吸之气：肺通过呼吸进行体内外气体交换，并促进气的生成，调节气的升降出入运动，以维持人体的新陈代谢和生命运动。《素问·阴阳应象大论》曰："天气通于肺" ②主一身之气：体现在气的生成（如宗气）和气机的调节（所谓气机，泛指气的升、降、出、入运动）两个方面。《素问·五脏生成论》："诸气者，皆属于肺。"气的生成主要是指宗气的生成。气机的调节一方面推动着人的呼吸，另一方面促进者脾胃的升降运化
生理病理联系	肺司呼吸的功能正常，则气道通畅，呼吸调匀。若病邪犯肺，影响其呼吸功能，则现胸咳嗽、喘促、呼吸不利等症状

2. 主宣发肃降

含义	宣发是指宣布、发散；肃降是指清肃、下降；肺的宣发肃降是肺气运动的基本形式，肺的其他各种生理功能也有赖于肺的宣发肃降 ①宣发：肺气向上的升宣和向外周布散的作用，体现在如下三个方面：呼出体内浊气；（向上向外）布散水谷精微和津液；宣发卫气 ②肃降：肺的清肃下降的生理功能，即肺气向下通降使呼吸道保持洁净的作用。清肃，是指肺是清虚之体，性喜清润。肃降功能体现在三个方面：吸入自然界的清气；向下布散水谷精微和津液；肃清呼吸道异物
病理联系	宣发功能失常，浊气不能顺畅排出，水谷精微和卫气不能正常输布：咳嗽、胸闷、鼻塞、喷嚏、无汗自汗、易患感冒。肃降功能失常，清气吸入障碍，呼吸道难以保持通畅，而致气喘、胸闷、痰多
临床意义	宣发与肃降是相反相成的矛盾运动，二者相互依存，相互制约。临床治疗肺系疾病时，往往宣肺与降肺的药物综合应用，如麻杏石甘汤中麻黄和杏仁的综合使用

3. 通调水道

含义	通，疏通调，调节水道，即水液运行和排泄的道路。通调水道即肺通过宣发和肃降对体内水液输布、运行和排泄起疏通和调节作用

续表

具体体现	通过宣发功能实现了水液代谢的三条途径： ①通过肺的宣发，将水液布散于皮毛和周身，发挥滋养作用 ②通过肺的宣发，还可将卫气布散于皮毛。在卫气作用下，上述布散于皮毛的水液可以化为汗液，排出于体外 ③肺的宣发，呼出浊气，带走部分水液
	通过肃降功能实现了水液代谢的两条途径： ①通过肺的肃降，将上焦的水液向下布散，部分水液经肾的气化下输膀胱，生成尿液排出体外 ②肺的肃降，推导大肠传导，随粪便带走部分水分 　因此，称"肺为水之上源""肺主行水"
生理病理	肺的宣发肃降功能失常，水道失于通调，水液代谢障碍，可见尿少、颜面和周身浮肿
临床意义	临床上治疗肺失通调所致的水肿病时，在利水的同时，常常加入宣肺的药物，称之为"宣肺利水"或"提壶揭盖"——此即"肺主通调水道"理论在临床上的应用

4. 肺朝百脉

含义	朝，即朝会、聚会，肺朝百脉，即全身的血液都经过经脉聚会于肺。《素问·经脉别论》"食气入胃，浊气归心，淫精于脉，脉气流经，经气归于肺，肺朝百脉，输精于皮毛"
生理意义	①气体交换。通过肺的呼吸，吸入清气，呼出浊气。清气随血液运行至全身，维持人体的生命活动 ②助心行血。血液的运行依靠气的推动，肺朝百脉，将肺气散布于血液当中，辅助心脏推动血液的运行
病理联系	肺气虚损，清气吸入减少，宗气生成不足，其助心行血功能减退，导致心血瘀阻而见心前区憋闷刺痛

5. 肺主治节

含义	即治理调节，它概括了肺的主要生理功能，即肺有辅助心脏对全身进行治理和调节的作用
生理意义	主司呼吸；调节气机；朝百脉；通调水道。《素问·灵兰秘典论》"肺者，相傅之官，治节出焉"

（二）肺的生理特性

1. 肺为五脏华盖，与外界直接相通

易于感受外邪，尤其风寒，温热之邪，易于侵犯于肺，引起肺卫失宣和肺窍不利等病变，初期多见恶寒、发热、咳嗽、气喘、鼻塞、流涕

等症状，故称"肺多表证"。

2. 肺为娇脏，不耐寒热

肺为清虚之体，性喜清润，不耐寒热，不容异物。肺主皮毛，通过口鼻与外界相同，寒热燥湿等邪气常易侵犯，人体的痰液水湿也易于停聚；他脏病变也常易影响肺脏。

3. 肺与秋气相应

肺气通于秋，肺为清虚之体，性喜清润，与秋季气候清肃，空气明润相通应。病理上，秋季气候干燥，易于损伤肺津，引起口鼻干燥、干咳少痰、痰少而黏的肺燥证。

三、脾的生理功能与特性

脾为阴中之至阴，五行属土，通于长夏；生理功能包括脾主运化水谷、水液，脾主升清，脾主统血。在体合肉，开窍于口，在志为思，在液为涎，其华在唇。

（一）生理功能

1. 主运化

含义	运是指转运，输送；化即消化吸收。主运化即消化吸收饮食物中的水谷精微并将其转输至全身的生理功能
具体体现	①运化水谷：指脾对饮食物的消化、吸收和布散作用。水谷泛指各种饮食物。如《素问·经脉别论》"饮入于胃，游溢精气，上输于脾，脾气散精，上归于肺" ②运化水液：指脾对水液的吸收、转输和布散功能，是脾主运化的重要组成部分。体现在两个方面：一是摄入到体内的水液，需经过脾的运化输布，气化成津液，通过心肺到达周身组织器官，发挥濡养滋润作用。二是代谢后的水液及某些废物，经脾的转输至肺、肾，经肺的宣发和肾的蒸腾气化作用，化为汗液和尿液排出体外，维持人体水液代谢的平衡 ③运化水谷和运化水液之间是彼此联系，不可分割的两个方面。二者生理上互相联系，病理上互相影响
生理病理联系	生理状态下，脾的运化功能全靠脾的阳气，脾气强健，饮食物消化吸收功能正常，水谷精微才能得到顺利的输布。病理状态下，脾气虚损，脾失健运，出现食欲不振、腹胀、便溏、倦怠、消瘦等 脾气充足则运化水液功能正常，防止水湿、痰、饮等病理产物的产生
临床意义	临床上治疗脾虚泄泻，常加用一些健脾利湿的药物，如茯苓、薏苡仁、白术等，以期收到更好的疗效

2. 主升

含义	脾具有把水谷精微上输输布并固护脏器于恒定位置的生理功能
具体体现	①升输清气，即将水谷精微上输至心肺头面部；功能失常，则出现头目眩晕，倦怠乏力 ②升提脏器，升托脏器，恒定在相应位置。功能失常，称之为中气下陷，导致内脏下垂
临床意义	中医治疗内脏下垂证时，辨证为"中气下陷证"，常采用"补益中气升提"方药治疗，代表方剂补中益气汤

3. 主统血

含义	脾气统摄血液在经脉内运行防止逸出脉外。血液的运行除需要心气的推动以外，还需要脾气的固摄。脾统血的功能为血液的运行提供了约束力和控制力，使血液循经循行而不外溢。如《难经·四十二难》"脾裹血"，《金匮要略注·卷十二》"五脏六腑之血，全赖脾之统摄"
生理病理联系	生理上，脾气强健，统血功能正常，血液得以正常运行而不逸出脉外。病理上，脾气虚损，统血无权，中医称之为"脾不统血"，可见如便血、尿血、崩漏、肌肤发斑等，脾不统血造成的出血证的特点：人体下半部、出血颜色淡、伴倦怠乏力、面色无华等脾虚表现
临床意义	临床上出现脾虚出血证，常采用补脾摄血的方药，如归脾汤

（二）脾的生理特性

1. 脾喜燥而恶湿

脾在五行当中属土，按阴阳划分，脾属脏为阴土，胃属腑为阳，属阳土。

脾的阳气易衰，阴气易盛；脾又主运化水液，故水湿易于侵犯人体，损伤脾阳。脾阳虚衰，一方面导致湿浊内阻，另一方面可以外湿侵袭。

2. 脾为气机升降之枢

脾位于人体的中焦，人体内的气血、水火、阴阳的升降出入运动，都以脾作为中间枢纽。

《血证论》"其气上输心肺，下达肝肾，外灌溉四旁，充溢肌肉。所谓居中央，畅四方者是也"。

3. 脾与长夏相应

长夏是指农历的六月，为夏季的最后一个月，也称季夏。

中医认为五脏与四时阴阳相通应，脾为太阴湿土之脏，长夏湿气当令，脾气应于长夏。

脾主运化水液，长夏湿气当令，脾喜燥恶湿，故湿邪易于侵犯脾脏，导致运化失常，因此长夏用药，加用藿香、佩兰等芳香醒脾燥湿的药物。

四、肝的生理功能与特性

肝为阴中之阳脏，五行属木，通于春气；生理功能包括肝主疏泄和肝主藏血。在体合筋，开窍于目，在志为怒，在液为泪，其华在爪。

（一）生理功能

1. 主疏泄

含义	指肝脏疏通、宣泄、条达升发的生理功能
具体体现	（1）调畅气机：气机，即气的升降出入运动。基本形式为升、降、出、入，所谓调畅气机：肝的疏泄功能，对气升降出入运动有重要疏通调节作用。其中调畅气机的功能是肝主疏泄其他四项功能的基础 （2）促进津血的运行和代谢：血液运行和津液输布代谢有赖于气的升降出入运动。气行则血行，气滞则血瘀；气行则水行，气滞则水停 （3）促进脾胃运化：饮食物的消化吸收，依赖脾胃的纳运升降的协调，其中肝主疏泄的功能可以通过两个方面影响上述过程，其一就是促进脾胃的升降，其二是分泌胆汁 ①促进脾胃的升降：饮食水谷在胃的通降作用下，下降到小肠，再在小肠的泌别清浊的作用下，分为清者和浊者，其清者在脾升清的作用下，到达心肺，运输至全身发挥生理作用。②分泌胆汁：胆附于肝，胆汁为肝之余气积聚而成。在进食时排入肠腔，以助饮食物的消化 （4）调畅情志：情志活动，本为心所主，但亦与肝的疏泄功能密切相关。一方面肝主疏泄对情志直接起调畅作用；另一方面，肝调畅气机，促进气血的运行，为情志活动提供物质基础 （5）调节妇女月经来潮和男子的排精：肝主疏泄功能正常，则气机调畅，促进气血的运行，血液是女子胞排泄月经与孕育胎儿的物质基础，也是男子排精的物质基础

生理病理联系	(1) 调畅气机：肝主疏泄功能正常，气机调畅，气血和调，经脉通利，则脏腑组织器官功能正常、协调。功能异常，疏泄减退，气机郁结，则胸胁两乳胀痛；疏泄太过，肝气亢奋升发太过，则头胀头痛、面红目赤、心烦易怒
	(2) 促进津血的运行和代谢：肝主疏泄功能正常，则气机调畅，血与津液运行通利；失常，则气机阻滞，血与津液运行不畅，出现瘀血、癥积、肿块、痰饮等；或血随气逆，吐血、咯血，甚则卒然昏倒、不省人事等血溢脉外的表现
	(3) 促进脾胃运化：肝的疏泄作用失常，则会影响脾胃功能，造成肝脾不调或肝胃不合的病证。分泌胆汁功能异常，胆汁生成排泄障碍，则胁肋胀满、疼痛、口苦；外溢泌肤，形成黄疸
	(4) 调畅情志：肝调畅情志功能失调，会导致情志不疏，喜太息或叹息，或心烦易怒
	(5) 调节妇女月经来潮和男子的排精：肝主疏泄功能正常，则气机调畅，促进气血的运行，血液是女子胞排泄月经与孕育胎儿的物质基础，也是男子排精的物质基础，一旦肝主疏泄功能失常，则气血运行不畅，女子会出现月经不调、不孕，男子出血遗精、早泄等

2. 主藏血

含义	肝藏血是指肝脏具有贮藏血液、防止出血和调节血量的功能。故有"肝主血海"之称
具体体现	(1) 贮藏血液：血液来源于水谷精微，生化于脾而藏受于肝。肝内贮存一定的血液，既可以濡养自身，以制约肝的阳气而维持肝的阴阳平衡、气血和调，又可以防止出血。因此，肝不藏血，不仅可以出现肝血不足，阳气升腾太过，而且还可能导致出血
	(2) 调节血量：在正常生理情况下，人体各部分的血液量是相对恒定的。但是，人体各部分的血液，常随着不同的生理情况而改变其血量。当机体活动剧烈或情绪激动时，人体各部分的血液需要量也就相应地增加，于是肝脏所贮藏的血液向机体的外周输布，以供机体活动的需要。当人们在安静休息及情绪稳定时，由于全身各部分的活动量减少，机体外周的血液需要量也相应减少，部分血液便归藏于肝。所谓"人动则血运于诸经，人静则血归于肝脏"。因肝脏具有贮藏血液和调节血量的作用，故肝有"血海"之称
病理联系	肝藏血功能发生障碍时，可出现两种情况：一是血液亏虚。肝血不足，则分布到全身各处的血液不能满足生理活动的需要，可出现血虚失养的病理变化。如目失血养，则两目干涩昏花，或为夜盲；筋失所养，则筋脉拘急，肢体麻木，屈伸不利，以及妇女月经量少，甚至闭经等。二是血液妄行。肝不藏血可发生出血倾向的病理变化，如吐血、衄血、月经过多、崩漏

（二）肝的生理特性

1. 肝为刚脏，体阴而用阳

刚指刚强、躁急之意，古人称之为"将军之官"。肝在志为怒，为风木之脏，体阴而用阳，其气主升主动。

所谓"体阴"表现为两个方面：一是肝为五脏之一，与肾同居下焦，故属阴。二是肝为藏阴血之脏。

所谓"用阳"，一是说肝为风木之脏，外应春生之气，其气主升主动。二是病理上肝气易逆，肝风易动。

2. 肝喜条达而恶抑郁

肝属木，应自然界春生之气，宜保持柔和、调畅、升发、条达，既不抑郁也不亢奋的冲和之象，才能维持正常的疏泄功能。

暴怒或思虑不解等情志刺激，会影响肝疏泄功能。暴怒使肝气亢奋，出现面红目赤、头胀头痛、心烦易怒等。思虑过度，可使肝气郁结，出现郁郁寡欢、多疑善虑甚或悲伤欲哭等。

3. 肝与春气相应

五脏与自然界的四时阴阳相通应，则肝应春气。春季万物复苏，欣欣向荣，有利于肝气的升发、调畅。自然界春季风气太盛，也可对肝产生不利的影响。

五、肾的生理功能与特性

肾为阴中之阴脏，为先天之本，在五行属水，通于冬气；生理功能包括肾主藏精，主生长发育和生殖，肾主水，肾主纳气。在体合骨，开窍于耳及二阴，在志为恐，在液为唾，其华在发。

（一）生理功能

1. 肾藏精、主生长、发育与生殖

含义	藏精，指肾对于精气具有贮藏作用。《素问·六节藏象论》"肾者主蛰，封藏之本，精之处也。"精指构成人体和维持人体生命活动的基本物质。精由先天之精和后天之精两种成分构成。先天之精与后天之精的关系是"先天生后天""后天养先天" 肾藏的精可以转化为气，称精气。肾中精气的盛衰决定着人体的生长、发育和生殖。肾的精气是构成胚胎发育的原始物质，又是促进生殖功能成熟的物质基础。《素问·上古天真论》"女子七岁，肾气盛，齿更发长；二七而天癸至，任脉通，太冲脉盛，月事以时下，故有子……丈夫八岁，肾气实，发长齿更；二八，肾气盛，天癸至，精气溢泻，阴阳和，故能有子……"

续表

病理联系	肾中精气亏虚，则幼年出现生长发育迟缓，智力低下，五迟、五软；中年则出现早衰（发落齿脱、耳聋目花、记忆力减退、身体衰弱）和生殖功能减退（男子精少、不育；女子月经稀发、闭经、不孕）
临床意义	临床出现幼年五迟五软以及成年人早衰和生殖功能衰退时，治疗上采用补肾填精的方药

2. 肾主水液

含义	指肾具有主持和调节水液代谢的功能
具体体现	①肾的气化作用对全身津液代谢的促进作用 ②升清降浊，其清者重新输布周身，其浊者下注膀胱，化成尿液，排出体外
病理联系	肾主水液功能失调，肾气化失职，开阖失度，就会引起水液代谢障碍。气化失常，关门不利，阖多开少，小便的生成和排泄发生障碍可引起尿少、水肿等病理现象；若开多阖少，又可见尿多、尿频等症

3. 肾主纳气

含义	纳，受纳、摄纳之意。肾主纳气，是指肾具有摄纳肺所吸入的清气的生理功能。肾主纳气，是肾的封藏作用在呼吸运动中的体现
病理联系	肾主纳气功能失常，即肾不纳气，会出现呼多吸少，动则喘甚

（二）肾的生理特性

1. 肾主封藏，为固摄之本

《素问·六节藏象论》："肾者主蛰，封藏之本。"肾的封藏、固摄作用具有重要的生理意义，可以防止精气血津液的过度耗散与亡失，维持呼吸运动的平稳与深沉。

2. 肾为阴阳之根

肾阴、肾阳以肾中精气为物质基础，肾阴又称"元阴""真阴"，为一身阴液之根本，对其他脏腑乃至全身有重要的滋润作用；肾阳又称"元阳""真阳"，为一身阳气之根本，对其他脏腑乃至全身具有重要的温煦作用，故称肾为"阴阳之根""水火之脏"。

3. 肾恶燥

《素问·宣明五气篇》："五脏所恶，……肾恶燥。"

肾藏精，主水液代谢，燥则损伤津液，久则耗伤肾精，甚则髓海枯竭，因此，肾恶燥。

4. 肾与冬气相应

肾的功能与自然界的冬气相互通应。冬季天寒地冻，万物蛰伏，有利于肾的封藏。但冬季应注意保肾固精，防止肾中精气的过度耗散。

六、命门的形态与功能

命门一词，最早见于《黄帝内经》，本义是指眼睛。《灵枢·根结》："命门者，目也。"自《难经·三十六难》提出"肾两者，非皆肾也，其左者为肾，右者为命门"后，命门受到了某些医家的重视，并对其进行了深入的研究和阐述，至明清之际，形成了命门学说，极大地丰富了中医理论体系，为中医理论的发展做出了贡献。

历代医家对命门的部位、形态和功能争论较大，提出了种种不同见解。归纳起来主要有下列几种。

1. 右肾为命门说

右肾为命门，始于《难经》。《难经·三十九难》："其左为肾，右为命门。命门者，诸精神之所舍也。男子以藏精，女子以系胞，其气与肾通。"此论对命门的部位、功能和意义作了简要论述。以右肾为命门者，尚有晋代王叔和、元代滑寿、明代李梴等。

2. 两肾俱为命门说

元代滑寿虽承认左肾为肾，右肾为命门，但他同时也认为两肾俱为命门。明代虞抟明确提出"两肾总号命门"。如《医学正传·医学或问》："夫两肾固为真元之根本，性命之所关，虽为水脏，而实有相火寓乎其中，象水中之龙火，因其动而发也。余意当以两肾总号为命门。"明代张景岳虽然以女子之产门和男子之精关释命门，但他也认为"两肾皆属命门"。如《类经附翼·求正录·三焦包络命门辨》："肾两者，坎外之偶也；命门一者，坎中之奇也。以一统两，两而包一。是命门总乎两肾，而两肾皆属命门。故命门者，为水火之府，为阴阳之宅，为精气之海，为生死之窦。"

3. 两肾之间为命门说

两肾之间为命门，乃明代赵献可首倡。他在《医贯·内经十二官论》说："命门在人身之中，对脐附脊骨，自上数下，则为十四椎；自下而上，则为七椎。《经》曰：七节之旁，中有小心。此处两肾所寄，左边一肾属阴水，右边一肾属阳水，各开一寸五分，中间是命门所居之宫，其右旁即相火也，其左旁即天一之真水也。此一水一火，俱属无形之气，相火禀命于命门，真水又随相火，自寅至申，行阳二十五度；自酉至丑，行阴二十五度。日夜周流于五脏六腑之间，滞则病，息则死矣。"后世陈修园《医学三字经》、林佩琴《类证治裁》、张璐玉《本经逢原》、黄宫琇《本草求真》等均持类似观点，不但认为命门在两肾之间，并且认为命门为真火。

4. 命门为肾间动气说

命门乃肾间动气，乃明代孙一奎首倡。《医旨绪余·命门图说》："细考《灵》《素》，两肾未尝有分言者，然则分立者，自秦越人始也。考越人两呼命门为精神之舍，原气之系，男子藏精，女子系胞者，岂漫语哉！是极贵重于肾为言，谓肾间原气，人之生命，故不可不重也……越人亦曰：肾间动气，人之生命，五脏六腑之本，十二经脉之根，呼吸之门，三焦之原。命门之意，该本于此。观铜人图命门穴，不在右肾，而在两肾俞之中可见也……命门乃两肾中间之动气，非水非火，乃造化之枢纽，阴阳之根蒂，即先天之太极，五行由此而生，脏腑以继而成。若谓属水、属火、属脏、属腑，乃是有形之物，则外当有经络动脉而形于诊，《灵》《素》亦必著之于经也。"

以上各家观点，立论各自不同。但众医家对于命门的功能及命门与肾相通的认识，却无分歧。肾阳亦即命门之火，肾阴亦即命门之水，肾阳为元阳、真阳，肾阴为元阴、真阴。古代医家强调命门，无非是强调了肾中阴阳的重要性而已。

第二节　五脏与五体、五官九窍、五志、五液的关系

一、心在志、在液、在体和在窍

在志	为喜	喜乐过度，使心神受伤神志涣散而不能集中或内守
在液	为汗	有"汗血同源""汗为心之液"之称
在体	合脉	指全身的血脉统属于心，即心主血脉
其华	在面	心的气血盛衰，反映于面部的色泽变化；若心气不足，则面色苍白、晦滞；心血虚弱，则面色无华；心血瘀阻，则面色青紫等
开窍	于舌	指舌为心之外候（舌为心之苗）。如心主血脉功能异常，心阳不足，则舌质淡白胖嫩；心血不足，则舌质淡白；心火上炎则舌红生疮；心血瘀阻，则舌质暗紫或有瘀斑。若心主神志的功能异常，则出现舌卷、舌强、语謇或失语等病证

二、肺在志、在液、在体和在窍

在志	为悲忧	悲忧易于伤肺气，使肺气消耗
在液	为涕	若肺寒，则鼻流清涕；肺热，则鼻流浊涕；肺燥，则鼻干涕少或无涕
在体	合皮	肺气虚，则卫表不固，抵御外邪侵袭的能力就低下，出现多汗和易于感冒等
其华	在毛	若肺失宣发，则毫毛憔悴枯槁，并易脱落
开窍	于鼻	有"鼻为肺之窍""喉为肺之门户"的说法。外邪袭肺，多从鼻喉而入；肺的病变，也多见鼻、喉的症状，如鼻塞、流涕、喷嚏、喉痒、音哑和失音等

三、脾在志、在液、在体和在窍

在志	为思	指脾与五志中的"思"相通应（关系密切）
在液	为涎	指脾与五液中的"涎"相通应（关系密切）

续表

在体	合肌肉、主四肢	四肢、肌肉需要脾胃运化来的水谷精微的充养。脾的运化功能障碍，致肌肉消瘦，软弱无力，甚至痿弱不用
其华	在唇	口唇的色泽，与全身的气血是否充盈有关。由于脾为气血生化之源，所以口唇的色泽是否红润，不但是全身气血状况的反映，实际上也是脾胃运化功能的反映。如脾失健运，气血虚少，则口唇淡白无华，或萎黄不泽
开窍	于口	指饮食口味等与脾的运化功能密切相关。若脾失健运，则可出现口淡无味、口甜、口腻等口味异常的感觉，从而影响食欲

四、肝在志、在液、在体和在窍

在志	为怒	怒是一种不良的情志刺激。怒与肝的关系最为密切，故称肝"在志为怒"
在液	为泪	肝开窍于目，泪具有润泽和保护眼睛的功能，泪与肝的关系密切。如肝的阴血不足，可见两目干涩；肝经湿热，可见目眵增多、迎风流泪等
在体	合筋	筋，即筋膜、肌腱。筋膜附于骨而聚于关节，是联结关节肌肉、司运动的组织。如果肝血衰少，筋失所养，则表现为关节活动不利，容易疲劳，或出现手足振颤、肢体麻木等症
其华	在爪	爪，即爪甲，包括指甲和趾甲。爪乃筋延伸到体外的部分，故称"爪为筋之余"
开窍	于目	目的视力正常与否，有赖于肝气之疏泄、肝血之荣养。如肝之阴血不足，则两目干涩、视物不清；肝经风热，则目赤痒痛；肝阳上亢，则头目眩晕等

五、肾在志、在液、在体和在窍

在志	为恐	七情当中"惊恐"归属于肾："恐"是人们对事物惧怕的一种精神状态，"恐"为自知，俗称胆怯。"惊"为不自知，事出意外而受惊吓
在液	为唾	唾为肾精所化，咽而不吐，有滋养肾中精气的作用
在体	合骨	肾精能够生髓，而髓能养骨，故称"肾主骨生髓"
其华	在发	指肾精能生血，血能生发，"发为血之余"发的营养源于血，生机根于肾
在窍	为耳和二阴	耳的听觉功能与肾的精气盛衰有密切关系。二阴，即前阴和后阴（肛门），前阴具有排尿及生殖功能，依赖肾膀胱所主；后阴功能是排泄糟粕，亦与肾功能有关

第三节　六腑的生理功能

一、胆的生理功能

（1）贮藏和排泄胆汁，参与饮食物的消化。

（2）主决断，调节情志：胆与人体情志活动密切相关，主要表现为对事物的决断及勇怯方面。

二、胃的分部名称、生理功能和特性

1. 胃的分部名称

胃分为：上脘（包括贲门）、中脘（即胃体）、下脘（包括幽门）。

2. 生理功能及特性

生理功能	具体表现
胃主受纳腐熟水谷	①胃主受纳，是指胃有接受和容纳饮食物的生理功能。故胃又被称为"太仓""水谷之海" ②腐熟即初步消化的意思。受纳于胃的水谷在胃不断蠕动和胃阳气蒸化作用下变成食糜，有利于进一步消化吸收。胃被称为"水谷气血之海"
主通降	指胃有通利下降的生理功能及特性，以通降为正常
喜润恶燥	有"太仓""水谷之海"之称

三、小肠的生理功能

生理功能	具体表现
受盛和化物	受盛，即接受，以器盛物之意。化物，即消化、转化饮食物。《素问·灵兰秘典论》说："小肠者，受盛之官，化物出焉"
泌别清浊	将经过小肠消化后的饮食物，分为水谷精微和食物残渣两部分。吸收精微成分，将食物残渣及多余水分向大肠输送。在吸收水谷精微的同时，吸收大量水液，故有"小肠主液"之说，小肠的泌别清浊功能，还与尿液的量有关

四、大肠的生理功能

生理功能	具体表现
传化糟粕	将由小肠而来的食物残渣，再吸收其中多余的水液，形成粪便，经肛门排出体外。《素问·灵兰秘典论》说："大肠者，传导之官，变化出焉"
大肠主津	大肠在传化糟粕过程中，再吸收其中多余的水液的功能

五、膀胱的生理功能

（1）贮尿和排尿。尿液在膀胱内潴留至一定程度时，即可及时排出体外，故《素问·灵兰秘典论》说："膀胱者，州都之官，津液藏焉，气化则能出矣。"

（2）膀胱的贮尿和排尿功能，全赖肾的气化功能。所谓膀胱气化，实际上隶属于肾的蒸腾气化作用。

六、三焦的概念和生理功能

1. 概念

三焦是上焦、中焦、下焦的合称，是人体内最大的腑，有"孤府"之称。

2. 生理功能

生理功能	具体表现
主持诸气，总司全身的气机和气化	三焦是气升降出入运动的通路（元气）也是各种物质相化生的场所，故总司全身的气机和气化
为水液运行之通路	人体的津液代谢由肺、脾、肾、膀胱等脏腑的协同作用而完成，但必须以三焦为通路

3. 生理特点

三焦	生理部位	生理特点
上焦	指横膈以上的部位，主要包括心、肺两脏，通过心肺的功能将饮食水谷精气敷布周身	上焦如雾：雾，形容水谷精气轻清而弥漫的状态。主要指心肺输布气血，像雾露一样均匀地敷布全身

续表

三焦	生理部位	生理特点
中焦	指横膈以下脐以上的部位，其所属脏腑，从解剖部位看，主要包括脾、胃、肝胆等脏腑。其主要生理功能是腐熟水谷，运化水谷精微，为气血生化之源	中焦如沤：沤，是对水谷被消化时状态的生动描述。主要指脾胃消化饮食，吸收精液，蒸化津液的作用
下焦	指脐以下的部位和脏器，如小肠、大肠、肾和膀胱等	下焦如渎：渎，沟渠水道之意。是对肾、膀胱、大肠、小肠渗泄水液、泌别清浊，排泄二便作用的概括

第四节　奇恒之腑

一、脑

脑的生理功能 { ①脑为髓海，主宰生命活动 ②脑主感觉 ③脑主肢体运动

二、女子胞

（1）女子胞的生理功能 { ①排泄月经：女子胞为女子排泄月经的器官 ②孕育胎儿：女子在其受孕后，女子胞即成为孕育胎儿的场所

（2）女子胞与脏腑经脉的关系 { ①与冲、任二脉的作用：冲脉能调节十二经脉的气血，有"血海"之称。任主胞胎，能调节全身的阴经，称为"阴脉之海"。十二经脉气血充盈，溢入冲、任二脉，经过冲、任二脉的调节，注入胞宫，平时发生月经，孕时养育胎儿

②与心、肝、脾、肾等脏的作用：心主血，肝藏血，脾为气血生化之源而统血，肾藏精而主生殖，心肝脾三脏对于全身血液的化生和运行均有调节作用。而月经的来潮以及孕育胎儿，均离不开肾精的充盛

第五节　五脏之间的关系

	功能方面	生理方面	病理方面
心与肺	心主血和肺主气、心主行血和肺主呼吸之间的关系	主要表现为气血之间的关系。宗气具有贯心脉而司呼吸的生理功能，是联结心的搏动和肺的呼吸之间的中心环节	肺的主气、司呼吸的功能异常可以影响心的行血功能；心行血异常，亦可影响肺的宣发和肃降
心与脾	心主血，脾统血，脾为气血生化之源	主要表现在血液的生成和运行方面	主要病机表现为心脾两虚
心与肝	心主血，肝藏血；心主神志，肝主疏泄	心与肝的联系在于血液运行和精神、意识思维活动的调节方面	主要病机表现有心肝血虚、心肝阴虚和心肝火旺等
心与肾	心五行属火，位居于上而属阳；肾在五行属水，位居于下而属阴	心肾两脏不仅要在生理功能上相互联系，而且要从阴阳水火升降方面保持平衡：心火必须下降于肾，肾水必须上济于心，即达到"心肾相交""水火既济"的状态	两脏相互影响的病机表现有心肾不交（水火失济）、水气凌心
肝与肾	肝藏血，肾藏精，精血互生，故肝肾之间关系极为密切，有"肝肾同源""乙癸同源"之说	肝肾阴阳息息相通，相互制约、协调平衡；肝的疏泄与肾的封藏之间亦相互制约，相反相成，调节女子的月经和男子泄精的生理功能	两脏间的相互影响亦表现在以上方面，如肾精亏损致肝血不足、"水不涵木"
肺与脾	肺主宣发及通调水道，脾主运化及升清	主要体现在气的生成和津液的输布代谢两个方面	肺与脾相互影响，表现在气的生成不足和水液代谢失常两方面。脾气虚可致肺气不足，脾虚生痰可以碍肺，所谓"脾为生痰之源，肺为贮痰之器"是两脏在病理上相互影响的体现
肺与肝	肺主气，肝主疏泄。二者关系主要在气机调节方面	肺降而肝升，是全身气机调畅的重要环节	两脏相互影响的病机表现主要有肝火犯肺（木侮金）

续表

	功能方面	生理方面	病理方面
肺与肾	肺主气，司呼吸及通调水道，肾主水及纳气	体现在水液代谢和呼吸运动两个方面。水液代谢中，肺为"水之上源"，肾为水之脏；呼吸方面，肾主纳气，肺主呼气，肺为气之主，肾为气之根	肺肾之间阴液相互资生表现在水液代谢、呼吸障碍及阴液亏虚
肝与脾	肝主疏泄及藏血，脾主运化及统血	主要表现在肝的疏泄和脾的运化以及血的生成、贮藏及运行两个方面	两脏相互影响的病机表现有肝脾不和、脾不统血导致肝血不足，脾胃湿热所致黄疸等
脾与肾	脾主运化及升清，肾主水及纳气	脾为后天之本，肾为先天之本。脾阳根于肾阳，脾肾两脏在生理上相互资助，相互促进	主要病机表现有脾肾阳虚

第六节 六腑与五脏之间的关系

脏与腑	关系	生理病理
心与小肠	通过经络相互络属，构成表里关系	生理上相互联系：心主血脉，心阳之温煦，心血之濡养，有利于小肠的化物；小肠化物，泌别清浊，吸收水谷精微，其浓稠部分经脾转输归心，化血以养心脉 病理上相互影响：如心火可下移于小肠，小肠有热亦可循经上炎于心
肺与大肠	通过经络相互络属，构成表里关系	肺气的肃降有助于大肠传导功能的发挥，大肠传导功能正常，则有助于肺气的肃降 肺肃降功能异常，可导致大肠传导异常，出现便秘
脾与胃	脾与胃以膜相连，又通过经络相互络属，构成表里关系	在生理上紧密配合，相互协调，纳运相合，升降相因，燥湿相济，故合称"后天之本"
肝与胆	胆附于肝之短叶间，通过经络相互络属，构成表里关系	肝之余气聚而形成胆汁，贮存于胆，其排泄依靠肝的疏泄功能 肝的疏泄功能失常，就会影响胆汁的分泌及排泄；反之，若胆汁排泄不畅，亦会影响肝的疏泄
肾与膀胱	通过经络相互络属，构成表里关系	膀胱的贮尿功能，有赖于肾气的固摄；膀胱的排尿，有赖于肾与膀胱的气化作用。二者配合，维持水液的正常代谢

【复习技巧点拨】

本章内容考试时以选择题、填空题、名词解释、问答题为主。全国性的各类资格考试，如执业医师、职称考试等常见选择题。高职、专科、本科、自学《中医基础理论》考试则以上各类题型均有。研究生入学考试中结合重点内容或方法的综合分析，常见于单选多选题。

1. 基本术语多出名词解释题。但其关键字词也可出选择题和填空题。

2. 重点内容多在 A、B 和 X 型选择题中出现。

3. 有关脏腑的功能和相互关系选择题中多见。

巩固与练习

一、选择题

（一）A 型题

1．"肾为气之根"的含义是（　　　）

　　A．肾为阳气之根本　　　　　B．肾藏先天之精气

　　C．肾主一身之气化　　　　　D．肾摄纳吸入之清气

　　E．肾生元气

2．"肺主一身之气"的含义是（　　　）

　　A．推动气血运行　　　　　　B．呼出体内浊气

　　C．生成宗气，调节气机　　　D．宣发卫气

　　E．吸入自然界清气

3．肺通调水道的功能依赖于（　　　）

　　A．肺主一身之气　　　　　　B．肺司呼吸而生宗气

　　C．肺主宣发肃降　　　　　　D．肺朝百脉而主治节

4．肝与肺在生理上的协调，主要表现于（　　　）

　　A．气机的调节　　　　B．血液的运行　　　　C．津液的代谢

　　D．营卫的协调　　　　E．情志的调节

5．精血互生互化的依据是（　　　）

　　A．肺肾同源　　　　　B．肝肾同源　　　　　C．脾肾同源

D. 心肾同源   E. 心脾同源

6. "脾气散精,上归于肺"所反映的生理功能是(   )

    A. 脾阳主升   B. 脾主运化   C. 脾主转输

    D. 脾主升清   E. 脾主统血

7. 助心推动和调控血行的肺功能是(   )

    A. 主一身之气   B. 输精于皮毛   C. 主宣发肃降

    D. 朝百脉主治节   E. 通调水道

8. 心与脾的生理联系,主要表现于(   )

    A. 血液的统摄和贮藏   B. 津液与血液的互化

    C. 血液的生成和运行   D. 精髓与血液的互化

    E. 气和血之间的关系

9. 脾的生理特性是(   )

    A. 以升为健   B. 其气散精   C. 运化水谷

    D. 其气转输   E. 运化水液

10. "肺为水之上源"指的是(   )

    A. 肺气宣发,布散津液

    B. 肺气肃降,有利大肠吸收津液

    C. 辅助心君,转输气血津液

    D. 宣发肃降,通调水道

    E. 宣发卫气,将津液化为汗液

11. 脾主升清主要是指(   )

    A. 脾之阳气主升   B. 脾以升为健

    C. 脾气散精,上归于肺   D. 运化水液,转输周身

    E. 固护脏器于恒定的位置

12. 人体骨骼的发育主要依赖于(   )

    A. 肝藏血以养骨   B. 肾藏精生髓以养骨

    C. 脾运化精微以养骨   D. 心主血脉,推动气血以养骨

    E. 肺的宣发肃降

13. 胆汁的生成源于(   )

    A. 肝之余气   B. 肺之宗气   C. 心之营气

D. 脾胃之精气　　　E. 胆囊分泌

14. "太仓"所指的是(　　)

A. 三焦　　　　　B. 胃　　　　　　C. 小肠

D. 脾　　　　　　E. 大肠

15. 具有喜润恶燥特性的肌腑是(　　)

A. 肝　　　　　　B. 肺　　　　　　C. 脾

D. 胃　　　　　　E. 肾

16. 小肠的主要生理功能是(　　)

A. 主运化　　　　B. 主通调水道　　C. 主受纳

D. 主泌别清浊　　E. 主腐熟水谷

17. 脏腑中有"主津"作用的是(　　)

A. 脾　　　　　　B. 胃　　　　　　C. 大肠

D. 小肠　　　　　E. 肾

18. 被称为"决渎之官"的是(　　)

A. 胆　　　　　　B. 胃　　　　　　C. 三焦

D. 小肠　　　　　E. 膀胱

19. 下列被称为"元神之府"的是(　　)

A. 脑　　　　　　B. 髓　　　　　　C. 骨

D. 脉　　　　　　E. 女子胞

20. 五脏主五液,肾之液为(　　)

A. 汗　　　　　　B. 唾　　　　　　C. 涕

D. 泪　　　　　　E. 涎

21. 与人体生长、发育和生殖功能关系最为密切的是(　　)

A. 肾主封藏　　　B. 心主血脉　　　C. 脾主运化

D. 肝主疏泄　　　E. 肺的宣发肃降

22. "天癸至""太冲脉盛"的生理效应是(　　)

A. 月经来潮　　　B. 汗尿排泄　　　C. 血液运行

D. 津液代谢　　　E. 胆汁排泄

23. 五脏六腑之精皆上注于目,其中肝之精气上注于(　　)

A. 瞳子　　　　　B. 黑眼　　　　　C. 眼络

D. 白眼　　　　　E. 胞睑

24. 与《素问·调经论》所说"有余则笑不休""不足则悲"相关的是(　　)

A. 心气　　　　B. 宗气　　　　C. 心阴

D. 心神　　　　E. 心血

25. 能反映其特点为刚脏，主升、主动的生理功能是(　　)

A. 脾主升清　　B. 肺主宣发　　C. 肝主疏泄

D. 肾主蒸化　　E. 心的行血

（二）B 型题

A. 魄　　　　B. 魂　　　　C. 志

D. 意　　　　E. 神

1. 根据五神脏论，脾所藏的是(　　)

2. 根据五神脏论，肝所藏的是(　　)

A. 脾　　　　B. 肾　　　　C. 心

D. 肺　　　　E. 肝

3. 被称为"生之本"的是(　　)

4. 被称为"胃之关"的是(　　)

A. 握　　　　B. 忧　　　　C. 哕

D. 栗　　　　E. 咳

5. 根据五行归类，肝之变动为(　　)

6. 根据五行归类，肾之变动为(　　)

A. 握　　　　B. 哕　　　　C. 栗

D. 咳　　　　E. 忧

7. 根据五行归类，肺之变动为(　　)

8. 根据五行归类，脾之变动为(　　)

A. 受盛之官　　B. 决渎之官　　C. 州都之官

D. 相傅之官　　E. 将军之官

9. 三焦为(　　)

10. 肺为(　　)

（三）X 型题

1. 肾主生殖主要体现于(　　)
   A. 化生天癸
   B. 调理冲任督带
   C. 促进生殖器官发育
   D. 促进、维持生殖功能
   E. 肾主纳气

2. 脾开窍于口的内涵是(　　)
   A. 饮食口味与脾运化相关
   B. 脾之合肉，其荣在唇
   C. 脾气通于口
   D. 脾转输津液
   E. 脾为气血生化之源

3. 胆为六腑，又属奇恒之府的根据是(　　)
   A. 胆无判断事物、作决定的作用
   B. 胆不传化饮食糟粕
   C. 胆为"中精之府"
   D. 胆附于肝，为空腔器官
   E. 胆为中正之官

4. 下列选项中，协助肺通调水道的是(　　)
   A. 胃气之和降
   B. 肾气之蒸化
   C. 脾气之运化
   D. 三焦之气化
   E. 心的行血

5. 肝开窍于目的生理基础是(　　)
   A. 足厥阴经上行连接目系
   B. 肝藏血，目受血而能视
   C. 五脏六腑之精气皆上注于目
   D. 肝气通于目
   E. 肝主疏泄

6. 肺与肾在生理上的相互关联，主要表现为(　　)
   A. 呼吸及纳气的协调
   B. 精气的生成和输布
   C. 宣发与肃降的协调
   D. 水液代谢的协调
   E. 精血同源

7. "水曰润下"比类肾的功能，指的是(　　)
   A. 藏精
   B. 主纳气
   C. 主水液
   D. 主生殖
   E. 肾为封藏之本

8. 影响大肠传导变化的因素是(　　)

A. 肺的肃降　　　　B. 胃的降浊　　　C. 肾的气化

D. 小肠的泌别清浊　E. 胆汁的排泄

9. 水谷精气的转输与布散依赖于(　　)

A. 肝气的疏泄　　　B. 肺气的宣发　　　C. 肾气的蒸化

D. 脾气的升清　　　E. 心主神志

10. "土爰稼穑"所比喻的脾的生理功能有(　　)

A. 运化水谷　　　　B. 统血　　　　　C. 运化水液

D. 为气血生化之源　E. 脾主升提脏器

11. "木曰曲直"比喻肝的生理功能和特点是(　　)

A. 肝喜条达　　　　　　B. 肝恶抑郁

C. 肝藏血，调节血量　　D. 肝主疏泄

E. 肝体阴

12. 小肠的生理功能是(　　)

A. 主受纳　　　　　B. 主受盛　　　　C. 主化物

D. 泌别清浊　　　　E. 主腐熟水谷

13. 《素问·厥论》所说"脾主为胃行其津液者也"的含义是(　　)

A. 脾能将水谷化为精微　　B. 脾气散精，上归于肺

C. 脾能运化水液　　　　　D. 脾能转输水谷精微

E. 脾胃为气血生化之源

14. 三焦主持诸气的内涵是(　　)

A. 三焦为决渎之官　　　　B. 三焦为气升降出入之通道

C. 三焦主通行元气　　　　D. 三焦为气化之场所

E. 三焦运行水液

二、填空题

1. 《素问·灵兰秘典论》称心为____之官、肝为____之官、小肠为____之官、膀胱为____之官。

2. 《素问·五脏别论》将五脏的生理特点概括为____；将六腑的生理特点概括为____。

3. 肾在窍为____，脾在窍为____，心在窍为____。

4. 把五志归属五脏：思为____之志；悲为____之志；喜为____之志。

5. 心在体合____，其华在____；肝在体合____，其华在____；肺在体____，其华在____。

三、名词解释

1. 肾主纳气
2. 脾主四肢
3. 肝肾同源
4. 汗为心之液
5. 上焦如雾

四、问答题

1. 何谓肝藏血，从生理、病理的角度论述之。
2. 何谓脾主统血？试述脾统血的生理特点及病理表现。
3. 试述女子胞的生理功能及其与脏腑经络的联系。
4. 人体的消化过程主要与哪些脏腑有关？这些脏腑各起何作用？
5. 试述心肾两脏在生理病理方面的联系。
6. 脏腑的阴阳属性是什么？
7. 肝对饮食物的消化有什么作用？
8. 肺与脾肾的关系主要表现在哪几方面？
9. 心主血脉的含义是什么？

参考答案

一、选择题

（一）A 型题

1. D　2. C　3. C　4. A　5. B　6. D　7. D　8. C　9. A　10. D　11. C
12. B　13. A　14. B　15. D　16. D　17. D　18. C　19. A　20. B
21. A　22. A　23. B　24. D　25. C

（二）B 型题

1. D　2. B　3. C　4. B　5. A　6. D　7. D　8. B　9. B　10. D

（三）**X 型题**

1. ACD 2. AC 3. BCD 4. BCD 5. ABCD 6. AD 7. AC
8. ABCD 9. ABD 10. ACD 11. ABD 12. BCD 13. ABD 14. BCD

二、填空题

1. 君主；将军；受盛；州都 2. 藏而不泻；泻而不藏 3. 耳；口；舌 4. 脾；肺；心 5. 脉；面；筋；爪；皮；毛

三、名词解释（略）

四、问答题

1. 肝藏血，即肝具有贮藏血液、调节血量及防止出血的生理功能。

生理：贮藏血液，滋养脏腑器官。调节血量，随机体活动量的增减、情绪的变化等，调节和分配人体各部分的血量。防止出血，肝气收摄约束血液，防止血溢脉外。

病理：血不养目可见目暗昏花、两目干涩、夜盲；血不养筋，可见筋脉拘急，麻木、屈伸不利甚或抽搐；血海空虚，还可见妇女月经量少，甚或经闭。肝不藏血，则可见呕血、衄血及崩漏等。

2. 脾主统血是指脾有统摄血液在脉内运行，不使其逸出脉外的作用。是通过气的固摄作用来实现的。因为脾为气血生化之源，脾气健运，气血生化有源，则气的固摄作用正常。若脾气虚弱，脾失健运，则气血生化不足，气不摄血而见各种出血。脾不统血的出血特点是，出血部位趋于下部，血色浅淡，常伴有脾气虚的症状。

3. 女子胞的生理功能是发生月经和孕育胎儿。女子胞的生理正常，主要依赖于如下因素：①与冲、任二脉的作用密切相关。冲、任二脉皆起于胞中。冲为血海，能调节十二经气血，任主胞胎，为阴脉之海。②五脏方面，与心、肝、脾、肾四脏的功能关系密切：天癸是一种物质，由肾中精气所化，具有促进性腺发育而至成熟的生理效应。天癸至，则月经按时而下，具有生殖能力；天癸竭，则月经闭止，失去生殖能力。心主血，肝藏血、主疏泄；脾统血又为气血生化之源，三脏对血液均有调节作用。

4. 饮食物在体内消化过程，极为复杂，主要在脾胃、肝胆、小肠等脏腑协调配合下完成。①胃的初步消化：胃受纳饮食物，经初步消化，并在胃气主降的作用下，下行于小肠。②脾主运化：脾具有消化、吸收布散水谷精微，转输到全身，发挥营养作用。③肝促进脾胃运化：主疏泄，调畅气机，促进脾升胃降。肝主疏泄，分泌、排泄胆汁，进入肠道，协助消化。④胆贮藏和排泄胆汁：为中精之腑，有助消化作用。⑤小肠泌别清浊：使清浊各走其道，清者被吸收，浊者下行。⑥大肠传导作用：传导糟粕。⑦肾对消化的促进作用：肾阳为一身阳气的根本，温运脾阳和胃阳，以助消化。

5. 心与肾的关系，主要表现在心肾相交和心肾阳气关系密切两个方面。

（1）心肾相交：心在五行属火，居于上焦而属阳，生理上，心火不断下助肾阳，帮助肾阳温化肾水，使肾水不寒；肾在五行属水，居于下焦而属阴，生理上，肾水不断上济心阴，帮助心阴制约心阳，使心火不亢。心肾之间阴阳水火在生理上升降协调关系，称为"心肾相交"，也称"水火既济"。

病理上，若心火不能下降于肾而独亢于上，肾水不能上济于心而凝聚于下，心肾之间的生理功能就会失去协调，而出现一系列的病理表现，称为"心肾不交"，也叫"水火失济"。临床上出现的以失眠为主的心悸、怔忡、心烦、腰膝酸软，或见男子梦遗、妇子梦交等症。

（2）心阳肾阳关系密切：心阳为君火，肾阳为元阳，君火与元阳在生理上相互滋生，在病理上相互影响。心阳虚日久不愈，累及于肾，可引起肾阳虚；而肾阳虚波及于心，也可引起心阳虚。肾阳虚损，不能化水，水液泛滥，上凌于心，可见水肿、小便不利、心悸怔忡、惊悸不宁的"水气凌心"证。

6~9题答案略。

第三章　精、气、血、津液、神

【考点重点点拨】

1. 气的概念和生理功能。
2. 气的分类。
3. 气和血、气和津液、血和津液之间的关系。
4. 血的概念和功能。
5. 津液的概念和功能。
6. 精和气血津液之间的关系。

第一节　精

一、人体之精的概念

精，是由禀受于父母的生命物质与后天水谷精微相融合而形成的一种精华物质，是人体生命的本原，是构成人体和维持人体生命活动的最基本物质。

二、人体之精的生成、贮藏与施泄

(1) 精的生成 $\begin{cases} 先天之精——禀受于父母，是构成生命的原始物质 \\ 后天之精——来源于水谷，是人出生后赖以维持生命活动的精微物质 \end{cases}$

(2) 精的贮藏 $\begin{cases} 先天之精贮藏于肾 \\ 后天之精经脾气转输至各脏腑，化为脏腑之精，分藏于五脏 \end{cases}$

（3）精的施泄 $\begin{cases} \text{分藏于各个脏腑之中，濡养脏腑，并化气以推动和} \\ \quad \text{调控各脏腑的功能} \\ \text{化为生殖之精而有度地排泄以繁衍生命} \end{cases}$

三、人体之精的功能

精的功能	含义
繁衍生命	由于先天之精与后天之精合化而生成的生殖之精，具有繁衍生命的作用
濡养周身	精能滋养人体各脏腑形体官窍。先天之精与后天之精充盛，则脏腑之精充盈，全身脏腑组织官窍得以充养，各种生理功能得以正常发挥
化生血液	精可以转化为血，是血液生成的来源之一
化生为气	先天之精可以化生先天之气，水谷之精可以化生后天之气，再加上肺吸入的自然界清气，综合而成一身之气。气不断地推动和调控人体的新陈代谢，维系生命活动。因此，精是生命之本原，是构成人体的最基本物质
精能化神	精是神化生的物质基础。神是人体生命活动的外在总体表现，神的产生由精所化生

四、人体之精的分类

分类原则	具体类别	
按其来源分	先天之精	先天之精禀受于父母，源于生殖之精，生命产生的本原
	后天之精	后天之精源于饮食水谷，是维持人体生命活动的重要物质
按概念的外延来分	广义之精	泛指体内具有重要生理功能的精微物质。涉及维系人体生理功能活动的所有物质，包括精、津、液等
	狭义之精	指禀受于父母，与生俱来，构成胚胎的原基物质
从生理功能而言	脏腑之精	指机体从饮食物中摄取，经过脏腑生理功能过程所化生的营养物质
	生殖之精	指青春期后，肾气充盈所产生的具有生殖和繁衍生命的精微物质

第二节　气

一、人体之气的概念

在中医学中，气是不断运动着的具有很强活力的精微物质，是构成人体和维持人体生命活动的最基本物质。

二、人体之气的生成

(1) 来源 { ①禀受于父母的先天之精气
②饮食物中的营养物质（即"谷气"）
③存在于自然界的清气

(2) 气的生成与相关脏腑的关系 {
①肾为生气之根：先后天之精藏于肾中，相互促进，化生元气
②脾胃为生气之源：脾胃接受容纳饮食，腐熟运化水谷，化生水谷精微之气
③肺为生气之主：肺为清虚之脏，主司呼吸，吸清呼浊，在气生成过程中作用重要

三、人体之气的功能

生理功能	具体含义	病理表现
推动作用	①推动人体的生长发育（元气）	发育迟缓或早衰
	②推动脏腑经络组织器官的功能活动	脏腑经络组织的生理功能减退
	③推动血液的生成与运行	血液生成、运行和排泄障碍
	④推动津液的生成、输布和排泄	津液的生成、运行和排泄障碍
温煦作用	①维持机体恒定的体温	体温降低或发热
	②有助于脏腑经络组织器官的的功能活动	可见脏腑、经络等组织器官的功能活动减弱
	③血液和津液等液态物质在气的温煦作用下正常运行，发挥作用	血和津液运行迟缓等寒象

续表

生理功能	具体含义	病理表现
防御作用	①护卫全身肌表，防御外邪入侵（卫气）	机体易染疾病
	②与邪相争，驱邪外出	病后难愈
固摄作用	①统摄血液，使其在脉中正常运行，防止其逸出脉外	气不摄血：出血
	②固摄汗、尿、唾液、胃肠液，控制其分泌量、排泄量和有规律的排泄，防止体液丢失	气不摄津：自汗、多尿、流涎、呕吐、泄泻滑脱等
	③固摄精液，防止其妄加排泄	气不固精：遗精、滑精、早泄等
气化作用	气化就是体内物质新陈代谢的过程，是物质转化和能量转化的过程	若气虚或气化失司，必然影响到体内物质与能量的转化过程，影响到气血津液的新陈代谢和汗尿等的生成与排泄，从而产生各种病变
营养作用	指气具有营养全身，为脏腑组织器官提供必需营养物质的作用	若气虚营养不足，使全身各脏腑组织器官失养，则出现皮毛枯槁、脏腑功能活动减弱等病变

四、气的运动

1. 气机

气的运动，称作"气机"。气的运动形式可归纳为"升、降、出、入"四种形式。

2. 气化的概念

气的运动而产生的各种变化称为气化。实际上是指由人体之气的运动而引起的精气血津液等物质与能量的新陈代谢过程，是生命最基本的特征之一。

3. 气机与气化的关系

（1）气的运动是产生气化的根本，是气化过程发生和赖以进行的前提与条件。

（2）气化过程中寓有气的升降出入运动，气的各种运动形式正是从气化过程中得以体现出来的。

五、人体之气的分类

1. 元气

（1）概念：又称原气，是人体中最根本、最重要的气，是人体生命活动的原动力。

（2）组成与分布：元气由肾藏的先天之精化生，受后天精气的不断充养，通过三焦而流行于全身。

（3）生理功能 { ①推动人体的生长发育
②温煦和激发各个脏腑经络组织器官的生理活动

2. 宗气

（1）概念：是由谷气与自然界清气相结合而积聚于胸中的气。

（2）组成与分布：由脾胃运化的水谷之气和肺吸入的自然界清气二者相结合而成。宗气聚于胸中，通过上出息道（呼吸道）、贯注心脉及沿三焦下行的方式布散全身。

（3）生理功能：走息道以司呼吸；贯心脉以行气血；主司视、听、言、动等活动。

3. 营气和卫气

	营气	卫气
概念	营气是行于脉中而具有营养作用的气。营气属阴，又称营阴	卫气是行于脉外而具有保卫作用的气。卫气属阳，又称卫阳
生成	营者，水谷之精气也	卫者，水谷之悍气也
分布	行于脉中	行于脉外
功能	化生血液；营养全身	防御外邪；温养全身；调控腠理

第三节　血

一、基本概念

血是循行于脉中而富有营养的红色液态物质，是构成人体和维持人体生命活动的基本物质之一。具有很高的营养和滋润作用。血在脉管中运行不息，流布于全身，脉管有"血府"之称。

二、生成

（1）物质基础
- 营气与津液：营气和津液都来自脾胃消化吸收的水谷精微
- 精和血之间：还存在着相互滋生和转化的关系，故有"精血同源"之说

（2）相关脏腑功能
- 脾胃：脾胃运化的水谷精微所化生的营气和津液是血液生成的物质基础。"脾和胃是气血的化生之源"
- 心肺：营气和津液由脾上输于心肺，与肺吸入的清气结合，贯注心脉。在心气的作用下化赤而为血
- 肾：肾藏精，精生髓，精髓亦是化生血液的基本物质之一。精血可以互化

三、功能

功能	含义	生理体现	病量表现
濡养和滋润	反映在面色的红润、肌肉的丰满与健壮、皮肤和毛发的润泽有华、感觉和运动的灵活自如等方面	面色红润、肌肉壮实、皮肤和毛发润泽、感觉灵敏、运动自如	面色萎黄、肌肉瘦削、肌肤干涩、毛发不荣、肌肤麻木或运动无力、失灵
血能养神	血是机体精神活动的主要物质基础。人的精神活动必须得到血液的营养，才能产生充沛而舒畅的精神情志活动	精神充沛、神志清晰、感觉灵敏、思维敏捷	如果血液亏虚，神失所养，则易出现惊悸、失眠、健忘、多梦、烦燥等神志不安的症状；若邪侵犯营血，扰动心神，又可有神昏、谵语等神志异常的病理表现

四、运行

相关因素	具体表现	
气的作用	气的推动作用能促使血液运行不息	气的推动作用和固摄作用之间的平衡协调是保证血行通畅的重要环节
	气的固摄作用能控制血液循脉而行，不致逸出脉外	

续表

相关因素	具体表现	
相关脏腑的作用	①心主血脉，心气推动血液在脉中循运周身	血液的正常运行，有赖于心、肺、脾、肝等脏腑之气的推动和固摄作用相辅相成、协调制约
	②肺朝百脉而主治节，辅助心脏主管全身血脉	
	③肝藏血，主疏泄，调畅气机，是保证血行通畅的重要环节	
	④脾主统血，脾气健旺则能控摄血液在脉中运行，以防止血逸脉外	
脉道的情况	脉道是否通利，血寒或血热等，直接影响血液运行的重要因素	

第四节　津　　液

一、基本概念

1. 概念

津液是机体一切正常水液的总称，包括各脏腑组织器官的内在体液及正常的分泌物。

2. 津与液的区别

	性状	流动性	分布部位	主要功能
津	较清稀	较大	散布于体表皮肤、肌肉和孔窍，能渗注于血脉	滋润作用
液	较稠厚	较小	灌注于骨节、脏腑、脑、髓等组织	濡养作用

二、生成、输布和排泄

	相关脏腑	主要作用
津液的生成	脾胃、小肠、大肠	①脾胃运化：胃主受纳腐熟，游溢精气上输于脾
		②小肠主液：泌别清浊，吸收水谷精微和水液
		③大肠主津：吸收食物残渣中的水液

续表

	相关脏腑	主要作用
津液的输布	肺、脾、肾、肝、三焦	①脾主运化水液
		②肺主行水，主宣发肃降
		③肾主水液
		④肝主疏泄，调畅气机，气行则水行，促进津液的输布
		⑤三焦为"决渎之官"，是津液运行的道路
津液的排泄	肾、膀胱、肺、大肠	①肺气宣发，输精于皮毛，经气的蒸腾激发形成汗液排出，肺主呼吸，呼出水气
		②肾气蒸化，生成尿液。在肾气推动激发作用下排出体外
		③膀胱为水腑，可贮尿和排尿
		④大肠传化糟粕，带走部分水分

三、功能

(1) 滋润濡养
- 布散于体表——滋润皮毛肌肉
- 渗于体内——濡养脏腑
- 输注于孔窍——滋润官窍
- 渗注骨、脊、脑——充养骨髓、脊髓、脑髓
- 流注关节——滋润骨节，屈伸自如

(2) 充养血脉
- 津液为血液的重要组成部分，注于脉中，化生为血液，滋润濡养全身
- 津液可调节血液浓度，滑利血脉，津血互化

第五节　神

一、基本概念

(1) 神是人体生命活动的主宰及其外在总体表现的统称。

(2) 广义之神的内涵，既是一切生理活动、心理活动的主宰，又包括了生命活动外在的体现。

(3) 狭义之神是指精神、意识、思维活动。

二、生成

1. 精、气、血、津液为化神之源

精、气、血、津液不仅是构成人体的基本物质，而且还是神所赖以产生的基本物质。

2. 脏腑精气对外界环境的应答

在自然环境与社会环境的外界刺激下，人体内部脏腑将做出反应，于是便产生了神。

三、功能

1. 调节精、气、血、津液的代谢

神既由精、气、血、津液等物质基础而产生，又能反作用于这些物质。

2. 调节脏腑的生理功能

神通过对脏腑精气的主宰来调节其生理功能。

3. 主宰人体的生命活动

神的盛衰是生命力盛衰的综合体现，因此，神的存在是人体生理活动和心理活动的主宰。

第六节 精、气、血、津液、神之间的关系

一、气与血的关系

关系	内涵	生理表现	病理影响
气为血之帅	气能生血	血液的生成必须依赖气的推动作用和气化作用。气是血液化生的动力，气为血液化生的原料	气虚则血亏
	气能行血	指血液的正常运行必须依靠气的推动作用。气直接推动血行	气通过促进脏腑功能而推动血行。气虚、气滞则血瘀；气逆、气陷可出血
	气能摄血	指血液的正常运行必须依赖气的固摄作用	如果气虚而固摄血液的作用减弱，可导致各种出血病证，即是"气不摄血"

续表

关系	内涵	生理表现	病理影响
血为气之母	血能载气	无形之气必须要依附于有形之血中，并受血液的滋养才不散失	若血不载气，气将失去依附，浮散无根而脱失。所以，临床上血虚者，气亦易衰；若大出血的患者，气亦常随之而脱失，终成气随血脱的危证
	血能养气	气的充盛及其功能的发挥均离不开血液的濡养	血虚则气衰。临床上，治疗血虚日久而致气虚或气血两虚者，常需补气与养血兼顾

二、气与津液的关系

关系	内涵	生理表现	病理影响
气对津液的作用	气能生津	指津液的生成必须依赖气的推动作用和气化作用	若脾胃、大小肠等脏腑之气虚亏，化生津液的功能就减弱，津液就不足
	气能行津	又称气能化津。指津液的运行必须依靠气的推动作用和气化作用	气虚而推动乏力，滞而流通不畅，均可引起津液输布排泄障碍，内生水湿、痰饮等病理产物
气对津液的作用	气能摄津	指津液的正常运行必须依赖气的固摄作用	若气虚固摄作用减弱时，便可见到多汗、多尿、尿频、遗尿，甚至小便失禁或口角流涎等
津对气的作用	津能载气	无形之气必须依赖于有形之津液，并受津液的滋养才不会散失	在多汗、多尿和吐泻等大量津液流失的情况下，亦可出现"气随津脱"的病证。故《金匮要略心典》说："吐下之余，定无完气"
	津能生气	津液在输布过程中受到各脏腑阳气的蒸腾温化，可以化生为气	

三、精、血、津液之间的关系

	内涵	临床应用
精血同源	精与血都由水谷精微化生和充养，化源相同；两者之间又互相资生，互相转化，并都具有濡养和化神等作用。精与血的这种化源相同而又相互资生的关系，称为精血同源	若肾精不足，或先天之精匮乏，或后天之精虚少，均可见面色苍白、气短乏力、精神萎靡、智力低下等血虚不足的症状
津血同源	血和津液的生成都源于水谷精气，由水谷精气所化生，且都具有滋润濡养作用	"衄家不可发汗"和"亡血家不可发汗"，"夺血者无汗，夺汗者无血"
	二者之间可以相互资生，相互转化，故称之为"津血同源"	

四、精、气、神之间的关系

关系	具体表现
精能化气	精为气化之源，如肾精化生元气，元气运行于全身，促进人体的生长、发育及生殖功能的成熟和完善，推动、激发、调节和控制脏腑器官的生理功能活动，是生命活动的原动力
气能生精	气的运动不息促进和激发水谷精微不断转化为人体之精，气是人体之精化生的动力。精的化生依赖于气化运动及脏腑生理功能活动
精气化神	精是人体生命的原基物质，神是生命活动的内部机制和生命力的外部表现，故精为神的源泉，互为因果关系，常常精神并称
神能御精	神能统摄一切生命活动，神可对精起主导、约束作用，使精固谧静守于内，藏泄有制。精赖神而能守。临床上用脑过度，或精志刺激，或异常的心理状态和行为，都会导致精血亏虚，产生各种病证
气能生神	气由精生，又能化神养神，无气则神无以生。临床上常见气虚出现心悸怔忡、意识不清、记忆减退、健忘等；肝气逆上，可见急躁易怒、失眠、多梦等神志病变
神为气主	良好的情绪情感是维持气的生成、运动变化的重要条件，强烈的精神刺激或异常的心理状态，会导致气机的紊乱，是多种证候的基本病机

【复习技巧点拨】

本章内容考试时以选择题、填空题、名词解释、问答题为主。全国性的各类资格考试，如执业医师、职称考试等常见选择题。高职、专科、本科、自学《中医基础理论》考试则以上各类题型均有。研究生入学考试中结合重点研究内容或方法的综合分析，常见于单选多选题论述题。

1. 基本术语多出名词解释题。但其关键字词也可出选择题和填空题。

2. 重点内容气血津液的功用在 A、B 和 X 型选择题中出现。

3. 有关气血津液的功能和相互关系在选择题中多见。

巩固与练习

一、选择题

（一）A 型题

1. 下列各项中，与血液运行和呼吸运动有关的是（　　）

　　A. 宗气的盛衰　　　　B. 卫气的盛衰　　　　C. 肾气的盛衰

　　D. 脾气的盛衰　　　　E. 元气的盛衰

2. 治疗血瘀证时，酌情配以益气或理气之品，其理论依据是（　　）

　　A. 血能载气　　　　　B. 气能行血　　　　　C. 气能摄血

　　D. 气能生血　　　　　E. 血能养气

3. 气机升降出入的枢纽是（　　）

　　A. 肝、肺　　　　　　B. 肺、肾　　　　　　C. 脾、胃

　　D. 肝、胆　　　　　　E. 心、肾

4. 患者自汗，多尿，滑精，是因气的何种作用失常所致（　　　）

　　A. 推动　　　　　　　B. 温煦　　　　　　　C. 防御

　　D. 固摄　　　　　　　E. 气化

5. 具有推动呼吸和血行功能的气是（　　）

　　A. 心气　　　　　　　B. 肺气　　　　　　　C. 营气

D. 宗气　　　　　　　E. 正气

6. 具有助心行血、助肺呼吸功能的气是(　　)

    A. 元气　　　　　　B. 卫气　　　　　　　C. 宗气

    D. 营气　　　　　　E. 正气

7. 推动人体生长发育及脏腑功能活动的气是(　　)

    A. 元气　　　　　　B. 宗气　　　　　　　C. 营气

    D. 卫气　　　　　　E. 脾气

8. 与血液生成关系最密切的脏是(　　)

    A. 心　　　　　　　B. 肺　　　　　　　　C. 脾

    D. 肝　　　　　　　E. 肾

9. 下列各项，在血液运行中起关键作用的是(　　)

    A. 心血充盈　　　　B. 脉道通利　　　　　C. 心气充沛

    D. 心神安宁　　　　E. 心阴充足

10. 与血液运行关系最密切的脏腑是(　　)

    A. 肝脾　　　　　　B. 心肝脾　　　　　　C. 心肺肾

    D. 心肝肾　　　　　E. 心脾肾

11. 津液输布的主要通道是(　　)

    A. 血府　　　　　　B. 经络　　　　　　　C. 腠理

    D. 三焦　　　　　　E. 皮毛

12. 与水液代谢关系最密切的脏腑是(　　)

    A. 脾胃　　　　　　B. 肝胆肾　　　　　　C. 肝肺脾

    D. 肺肾脾　　　　　E. 肝脾肾

13. 中医治疗血虚证时，常加入一定量的补气药，其根据是(　　)

    A. 气能生血　　　　B. 血能生气　　　　　C. 血能载气

    D. 气能行血　　　　E. 气能摄血

14. 治疗血行瘀滞，多配用补气、行气药，是由于(　　)

    A. 气能生血　　　　B. 气能行血　　　　　C. 气能摄血

    D. 血能生气　　　　E. 血能养气

15. 元气流行的通道是(　　)

    A. 命门　　　　　　B. 血脉　　　　　　　C. 三焦

D. 膻中　　　　　　　E. 经络

16. "夺血者无汗"所说明的生理关系是（　　　）

A. 气与血　　　　　B. 气与津　　　　　　C. 血与津

D. 精与津　　　　　E. 精与气

17. "亡血家不可发汗"的生理基础是：（　　　）

A. 气能摄津　　　　B. 气能生津　　　　　C. 血能载气

D. 津血同源　　　　E. 血能养气

18. 气机升降之枢是指（　　　）

A. 肺主呼气，肾主纳气　　　　B. 心火下降，肾水上升

C. 肝主左升，肺主右降　　　　D. 脾气主升，胃气主降

E. 脾气散精，上归于肺

19. 水谷精气与清气相结合，关系到（　　　）

A. 宗气的生成　　　B. 卫气的生成　　　　C. 营气的生成

D. 元气的生成　　　E. 脾气的生成

20. 津液与元气运行的主要通道是（　　　）

A. 三焦　　　　　　B. 腠理　　　　　　　C. 血脉

D. 水道　　　　　　E. 经络

21. 下列与"气主煦之"无关的是（　　　）

A. 气郁久从阳而化热　　　　B. 体温的维持恒定

C. 脏腑组织器官正常的活动　D. 血和津液的循环运行

E. 经络功能的正常发挥

22. "吐下之余，定无完气"的生理基础是（　　　）

A. 气能生津　　　　B. 气能行津　　　　　C. 气能摄津

D. 津能载气　　　　E. 津能养气

23. 下列选项中，气不能固摄的物质是（　　　）

A. 血液　　　　　　B. 汗液　　　　　　　C. 唾液

D. 水谷　　　　　　E. 精液

24. 治疗血虚病证，配用补气药物的生理基础是（　　　）

A. 气能生血　　　　B. 气能行血　　　　　C. 气能摄血

D. 血能载气　　　　E. 津血同源

(二) B 型题

A. 心与脾　　　　B. 肺与脾　　　　C. 脾与肾

D. 肺与肝　　　　E. 肺与心

1. 与气的生成关系最密切的脏是(　　)
2. 与气机调节关系最密切的脏是(　　)

A. 心　　　　B. 肺　　　　C. 脾

D. 肝　　　　E. 肾

3. 与血液运行关系最密切的脏是(　　)
4. 对津液代谢起主宰作用的脏是(　　)

A. 气能生血　　　B. 气能摄血　　　C. 气能行血

D. 血能载气　　　E. 血能生气

5. 治疗血虚，常配伍补气药，其根据是(　　)
6. 气随血脱的生理基础是(　　)

A. 元气耗损，脏腑功能衰退

B. 气机不畅，脏腑经络功能障碍

C. 气机失常，脏腑之气逆上

D. 气虚升举无力，脏腑位置下移

E. 气不能内守而大量脱失于外

7. 气滞的病机是(　　)
8. 气陷的病机是(　　)

A. 气化作用　　　B. 防御作用　　　C. 固摄作用

D. 推动作用　　　E. 营养作用

9. 气能防止精、血、津液滑脱的作用称(　　)
10. 精、气、血、津液各自的新陈代谢及相互转化的作用称(　　)

(三) X 型题

1. 属于气的推动作用的有(　　)

A. 促进机体生长发育　B. 促进津血的生成　C. 激发经络功能

D. 激发脏腑功能　　E. 正常体温的维持

2. 下列选项中，符合元气的生理功能的有(　　)

A. 固摄精、血、津液　　　B. 温煦脏腑组织器官

C. 激发脏腑组织生理活动　　D. 推动人体生长和发育

E. 防御外邪入侵

3. 下列选项中，符合液的功能的有（　　）

A. 润养肌肉和孔窍　　　　　B. 滑润关节

C. 濡养脏腑和脑髓　　　　　D. 充养血脉

E. 化为汗液

4. 气对血液生成的作用（　　）

A. 气化作用　　　　B. 温煦作用　　　　C. 推动作用

D. 固摄作用　　　　E. 营养作用

5. 卫气的生理功能是（　　）

A. 护卫肌表，防御邪侵

B. 走息道以司呼吸

C. 温养脏腑、肌表和皮毛

D. 调控腠理开合，维持体温恒定

E. 化生血液

6. 津的功能是（　　）

A. 濡养脑髓　　　　B. 润养肌肤　　　　C. 润养孔窍

D. 充养血脉　　　　E. 濡养脏腑

7. 气对尿液、汗液的调控作用是（　　）

A. 温煦作用　　　　B. 气化作用　　　　C. 推动作用

D. 固摄作用　　　　E. 防御作用

8. 对水液代谢起重要作用的脏腑功能有（　　）

A. 肝气疏泄　　　　B. 肺气通调水道　　C. 脾气运化转输

D. 肾气蒸腾气化　　E. 三焦的决渎功能

9. 肢体筋腱的有力，关节屈伸转运的灵活，主要取决于（　　）

A. 津液的濡润　　　B. 血量的充足　　　C. 血行的流畅

D. 气机的调节　　　E. 气的充足

10. 血液的营养和滋润作用，具体可表现在（　　）

A. 面色的红润　　　　　　　B. 肌肉的丰满壮实

C. 皮肤毛发的润泽有华　　　D. 感觉和运动的灵活自如

E. 骨骼的健壮

11. "津血同源"的主要依据是(　　　)

A. 津可以化血　　　　　　　B. 血可以生津

C. 津血同源于水谷精气　　　D. 津亏则血燥，血燥则津枯

E. 津亏则血瘀

二、填空题

1. 营气和卫气的主要区别为清者为____，浊者为_____；_____行脉中，_____行脉外。

2. 气化包括_____，_____，_____，_____等物质的生成、转化、利用和排泄过程。

3. 宗气主要由_____和_____所组成，其积聚于_____。宗气的主要生理功能为_____、_____和_____三个方面。

4. 气的运动形式可归纳为_____，_____，_____，_____四种。

5. 气和血的关系可概括为：_____，_____。

三、名词解释

1. 气能摄血

2. 津血同源

3. 宗气

4. 血府

5. 气化

四、问答题

1. 什么是气？气的生理功能是什么？具体体现在哪些方面？

2. 元气、宗气、营气和卫气的生成、分布和功能？

3. 血液运行与哪些脏腑关系密切？为什么？

4. 津液的生成、输布和排泄主要与哪些脏腑的生理功能有关？这些脏腑各起什么作用？

5. 气和血、气和津液、血和津液之间的关系是什么？有何临床意义？

参考答案

一、选择题

（一）A 型题

1. A　2. B　3. C　4. D　5. D　6. C　7. A　8. C　9. C　10. B　11. D　12. D　13. A　14. B　15. C　16. C　17. D　18. D　19. A　20. A　21. A　22. D　23. D　24. A

（二）B 型题

1. B　2. D　3. A　4. E　5. A　6. D　7. B　8. D　9. C　10. A

（三）X 型题

1. ABCD　2. BCD　3. BC　4. AC　5. ACD　6. BCD　7. BCD　8. ABCD　9. ABC　10. ABCD　11. ACDE

二、填空题

1. 营；卫；营；卫　2. 精；气；血；津液　3. 水谷之气；自然清气；胸中；走息道以司呼吸；贯心脉以行气血；主司视听、言、动等活动　4. 升；降；出；入　5. 气为血之帅；血为气之母

三、名词解释（略）

四、问答题

1. 气是不断运动着的具有很强活力的精微物质，是构成人体和维持人体生命活动的最基本物质。气具有六大功能，即推动作用、温煦作用、防御作用、固摄作用、气化作用和营养作用。

（1）气的推动作用：是指气是具有活力的物质，对于人体生命活动具有激发和推动的作用，体现在以下四个方面。

①推动人体的生长发育（元气）。

②推动脏腑经络组织器官的功能活动。

③推动血液的生成与运行：气充足则血液的生成与运行就正常。气虚不能生血，导致血虚，最终出现气血两虚；气虚无力行血，致血行迟缓，出现气虚血瘀；气机失调，血液运行失常，如血随气逆。

④推动津液的生成、输布和排泄：气的推动作用减弱，气滞则水停。

（2）气的温煦作用：是指气能温暖全身，是人体热量的来源。气的温煦作用是通过阳气的作用体现出来的。其生理意义如下。

①维持机体恒定的体温。

②有助于脏腑经络组织器官的的功能活动。

③血液和津液等液态物质在气的温煦作用下正常运行，发挥正常的生理活动。

（3）气的防御作用：指气具有保卫人体抗御外邪的作用。体现在以下两个方面。

①护卫全身肌表，防御外邪入侵（卫气）。

②与邪相争，驱邪外出。

（4）气的固摄作用：指气对血液、津液和精液等液态物质具有固护统摄，防止其无故流失的作用。其表现形式如下。

①固摄血液：血液的正常运行必须依靠气的固摄作用才不会逸出脉外（脾气的统摄作用）。固摄血液的功能减退：各种出血证，如尿血、便血、崩漏、肌肤发斑等。

②固摄津液。津液包括：汗液、尿液、唾液、胃液、肠液。固摄津液的功能减退：可见自汗、多尿或小便失禁、流涎、泛吐清水、泄泻滑脱等。

③固摄精液（肾气的封藏作用的体现）。固摄精液功能减退：可见遗精、滑精或早泄。

（5）气化作用：指由人体之气的运动而引起的精气血津液等物质与能量的新陈代谢过程，是生命最基本的特征之一。气化的形式：气化就是体内物质新陈代谢的过程，是物质转化和能量转化的过程。

（6）营养作用：指气具有营养全身，为脏腑组织器官提供必需营养物质的作用。

气是构成人体和维持人体生命活动的基本物质，具有物质性。由水谷精气化生的营气和卫气，具有营养全身的作用。

2.（1）元气，又称原气，是人体中最根本、最重要的气，是人体生命活动的原动力。

组成与分布：元气由肾藏的先天之精化生，受后天精气的不断充养，通过三焦而流行于全身。

生理功能：一是推动人体的生长发育。二是温煦和激发各个脏腑经络组织器官的生理活动。

（2）宗气：是由谷气与自然界清气相结合而积聚于胸中的气。宗气在胸中积聚之处，称为"气海"，又名为膻中。

组成与分布：宗气的生成，一是脾胃运化的水谷之精所化生的水谷之气；二是肺从自然界中吸入的清气，二者相结合生成宗气。宗气聚于胸中，通过上出息道（呼吸道）、贯注心脉及沿三焦下行的方式布散全身。

生理功能：走息道以司呼吸；贯心脉以行气血；主司视、听、言、动等活动。

（3）营气和卫气

概念：营气是行于脉中而具有营养作用的气。营气属阴，又称营阴。卫气是行于脉外而具有保卫作用的气。卫气属阳，又称卫阳。

生成：营者，水谷之精气也；卫者，水谷之悍气也。

分布：营行于脉中、卫行于脉外。

功能：化生血液、营养全身、防御外邪、温养全身、调控腠理。

3. 血液的正常运行与心、肝、脾、肺四脏的功能活动关系密切。①心主血脉，推动血行。②肝主疏泄而藏血。血液的运行依靠着气的推动，肝主疏泄，调畅气机，调节着气的运动，从而促进血液的运行。疏泄正常，气机调畅，则血液的运行正常。若疏泄失常，或不及而致气滞，或太过引起气逆，均会导致血液运行的异常。肝主贮藏血液和调节血量，能根据不同的生理状态调节血液的分布。③脾主统血。脾气的固摄作用能统摄血液在脉中运行，防止血液逸出脉外。④肺朝百脉而助心行血。

4. 津液的生成、输布和排泄，主要与胃、小肠、脾、肺、肾、膀胱、三焦等脏腑密切相关。津液首先要靠胃对饮食物的"游溢精气"，小肠的"泌别清浊"，以及上输于脾生成。津液的输布，要靠脾气的转输作用。其作用包括两个方面：一是将津液运输周身，起到"以灌四旁"的作用。二是将津液"上输于肺"，通过肺的宣发、肃降和通调水道作用，将津液敷布于体表肌腠，并向下输送到肾和膀胱，以推动津液对机体的滋润和濡养作用。津液的排泄，是在肺的宣发肃降、通调水道和肾的蒸腾气化共同作用下完成的。肺在宣发过程中，一方面通过呼吸功能，呼出一定量的水分；另一方面：使津液化为汗液通过汗孔排出体外。同时，肺在肃降、通调水道的过程中，将体内多余的水液，下输于膀胱。经肾的蒸腾气化作用，化为尿液，排出体外。肝主疏泄，促进水液运行。三焦，是体内气、水运行的通路。津液在生成、输布和排泄的过程中，要借助三焦的作用输布到周身各处。因此，三焦的气机通利畅达，对津液的环流不息，起着重要的促进作用。

津液的生成、输布和排泄，虽然是由多个脏腑参与的复杂的生理过程，但肺、脾、肾、三焦，在整个代谢过程中起着重要的调节作用。其中，尤以肾起着极其重要的主宰作用。肾中精气的蒸腾气化作用，是津液生成、输布和排泄全过程的总动力。体内津液，只有在肾的蒸腾气化、升清降浊等作用的调节下，才能维持体内津液生成代谢的协调平衡。因此，肾在津液的生成代谢过程中，发挥着极为重要的作用。

5. 略。

第四章　经　　络

【考点重点点拨】

1. 掌握经络的概念、经络系统的组成。

2. 掌握十二经脉的名称、走向交接规律、分布规律、表里关系、流注次序和大体循行路线。

3. 掌握奇经八脉的概念、主要功能，督脉、任脉、冲脉、带脉的循行和基本功能。

4. 掌握经络的生理功能。

5. 了解阴跷脉、阳跷脉、阴维脉、阳维脉的循行路线和基本功能。

6. 了解经别、别络、经筋、皮部的基本概念和功能。

7. 了解经络学说的临床应用。

第一节　经络的概念及经络系统的组成

一、经络的概念

名称	概念
经络	经脉和络脉的总称，具有运行全身气血、联络脏腑肢节、沟通上下内外、调节体内各部分功能活动的作用
经脉	经脉：经，路径。经脉是主干，纵行于固定的路径，多循行于深部
络脉	络脉：络，网络。络脉是分支，纵横交错，网络全身，深浅部皆有

二、经络学说的形成

（1）《内经》奠定了经络学说和中医学理论体系的基础。

（2）《难经》首创"奇经八脉"一词。

（3）晋·皇甫谧的《针灸甲乙经》——第一部针灸学专著。

（4）宋·王惟一铸造经络穴位模型"铜人"两具，著《铜人腧穴针灸图经》。

（5）元·滑寿《十四经发挥》——首次提出"十四经"名称。

（6）明·李时珍《奇经八脉考》——探讨经络学说起源。

（7）明·杨继洲《针灸大成》——对经络、穴位针刺手法与适应证论述有创意。

（8）清·陈惠畴《经络图考》等——对经络线路及穴位正确标示起一定作用。

三、经络系统的组成

经络系统的组成			作用
经脉与络脉	经脉	十二经脉（正经）：手足三阴经、手足三阳经	气血循环的主要通道
		奇经八脉：督脉、冲脉、任脉、带脉、阴跷脉、阳跷脉、阴维脉、阳维脉	有统率、联络、调节十二经脉的作用
		十二经别	从十二经脉别出的经脉。有加强十二经脉中表里两经在体内联系的作用
	络脉	十五别络	加强表里两经在体表的联系和渗灌气血
		孙络	细小的络脉
		浮络	浮现于体表的络脉
连属组织	十二经筋		十二经脉所连属的筋肉系统。具有连缀四肢百骸，主司关节运动的功能
	十二皮部		十二经脉的功能活动反映于体表皮肤的分区

第二节 十二经脉

一、名称

(一) 命名原则

命名原则		具体命名
阴阳	阴	分布四肢内侧面的经脉：太阴经，少阴经，厥阴经
	阳	分布四肢外侧面的经脉：阳明经，太阳经，少阳经
脏腑	脏为阴	每一条阴经分别隶属于一脏
	腑为阳	每一条阳经分别隶属于一腑
手足	手	行于上肢，起于或止于手的经脉，在经脉名前冠以手
	足	行于下肢，起于或止于足的经脉，在经脉名前冠以足

(二) 名称分类

阴经	手	太阴肺经	行于上肢	前缘	内侧 属脏
		厥阴心包经		中线	
		少阴心经		后缘	
	足	太阴脾经*	行于下肢	前缘	
		厥阴肝经*		中线	
		少阴肾经		后缘	
阳经	手	阳明大肠经	行于上肢	前缘	外侧 属腑
		少阳三焦经		中线	
		太阳小肠经		后缘	
	足	阳明胃经	行于下肢	前缘	
		少阳胆经		中线	
		太阳膀胱经		后缘	

 * 在小腿下半部和足背部，肝经在前缘，脾经在中线。至内踝上八寸处交叉之后，脾经在前缘，肝经在中线。

二、循行和分布规律

（一）走向与交接规律

	循行规律			
走向规律	手	手三阴从胸走手		阴阳相贯，如环无端
		手三阳从手走头		
	足	足三阳从头走足		
		足三阴从足至胸腹		
交接规律	相为表里的阴经与阳经在四肢末端交接			
	同名的手足阳经在头面部交接（头为诸阳之会）			
	手足阴经在胸部交接			

（二）在体表的分布规律

1. 体内分布规律

体内分布 { 以纵行为主
兼有或多或少的迂回曲折、交错出入
各经间及其与奇经和络脉之间多有交叉、交会

2. 体表分布规律

体表位置	分布规律			
四肢	阴经：在内侧面	前缘：太阴		十二经脉循行于胸、背、头面、四肢，均是左右对称地分布于人体两侧，共计二十四条
		中线：厥阴		
		后缘：少阴		
	阳经：在外侧面	前缘：阳明		
		中线：少阳		
		后缘：太阳		
头面部	阳明经	面部、额部		
	太阳经	面颊、头顶、头后部		
	少阳经	头侧部		
躯干部	手	手三阳经行于肩胛部		
		手三阴经均从腋下走出		
	足	足三阳经	阳明经行于前（胸、腹面）	
			太阳经行于后（背面）	
			少阳经行于侧面	
		足三阴经	行于腹面、自内而外的顺序是：足少阴、足阳明、足太阴、足厥阴	

(三) 表里关系

含义	手足三阴经、三阳经,其分支及经别和别络相互沟通,组成六对"表里相合"关系	
表(阳经)里(阴经)	手	阳明与太阴互为表里
		少阳与厥阴互为表里
		太阳与少阴互为表里
	足	阳明与太阴互为表里
		少阳与厥阴互为表里
		太阳与少阴互为表里
意义	相制由于相为表里的两条经脉互相衔接,且又相互络属于同一脏腑,因而可以加强脏腑的表里关系	
	表现:相为表里的脏腑,生理上相互为用,病理上相互影响	

(四) 流注次序

1. 方式

十二经脉的气血是循环贯注的,即从手太阴肺经始,依次传至足厥阴肝经,复再回到手太阴肺经,首尾相贯,如环无端。

2. 次序

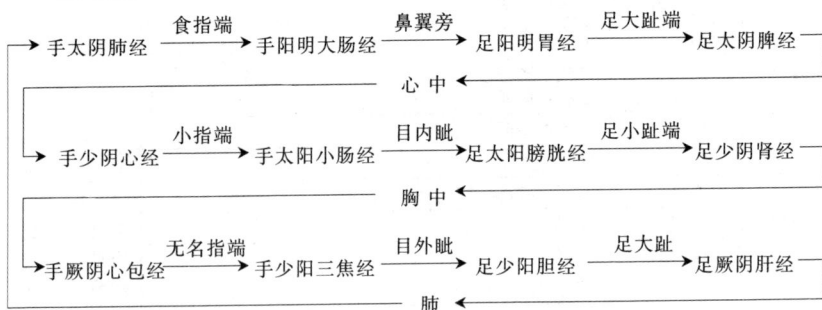

3. 功能

十二经脉循环是气血循环流注的主要途径。

三、循行部位

经脉名称	起点	体表上主要循行部位	终点	主要分支	联系脏腑	联系器官
手太阴肺经	中焦(胃)	胸部外上方、上肢屈侧前缘	拇指末端	从腕后分出，到食指末端与大肠经相接	肺、大肠、胃	气管、喉咙
手阳明大肠经	食指末端	上肢伸侧前缘、肩关节前缘、颈部前面、挟口	鼻旁与胃经相接		大肠、肺	下齿、口、鼻
足阳明胃经	鼻旁	鼻根、前额、胸部（乳中线）、腹部（正中线旁开2寸）、下肢前外侧	二趾（及中趾）	从足背分出，到大趾与脾经相接	胃、脾、心	上齿、喉咙、乳、鼻、口
足太阴脾经	大趾	下肢内侧前缘（在内踝上8寸处以下，行于中线），腹部、胸部	舌下	从胃直上过横膈，注入心中与心经相接	脾、胃、心	咽、舌
手少阴心经	心中	上肢屈侧后缘	小指末端与小肠经相接	从心系分出，上挟咽，系目系	心、心系、小肠、肺	咽、目系
手太阳小肠经	小指末端	上肢伸侧后缘、绕肩胛，交肩上、颈侧部、面颊、目眦下缘	目内眦与膀胱经相接	从缺盆沿颈上颊，至目外眦，转入耳中	小肠、心、胃	耳、目、咽
足太阳膀胱经	目内眦	额、顶、枕、项、背、腰部（正中线旁开1.5寸及3寸），下肢后外侧	小趾与肾经相接	从头顶部分出，向两侧下行至耳上角	膀胱、肾、脑	肛门、目
足少阴肾经	小趾	足跟、下肢内侧后缘、腹部（正中线旁开5分）、胸部（正中线旁开2寸）	挟舌本	从肺中分出，注胸中，与心包经相接	肾、膀胱、肝、肺、心	喉咙、舌
手厥阴心包经	胸中	上肢屈侧中线	中指末端	从掌中分出，到无名指端与三焦经相接	心包、三焦	
手少阳三焦经	无名指末端	上肢伸侧中线、肩关节后侧、耳周围、颊	目眦下	从耳后分出，入耳中，出耳前至目外眦，与胆经相接	三焦、心包	耳、目
足少阳胆经	目外眦	头部颞侧、耳周围、胸侧、腹侧、下肢外侧中线	四趾	从足背分出，到大趾，与肝经相接	胆、肝、心	耳、目
足厥阴肝经	大趾	下肢内侧中线（在内踝上8寸处以下，行于前缘）、少腹、胁肋	头顶	从肝分出，贯膈，注肺中与肺经相接	肝、胆、肺、胃	外生殖器、目系、喉咙、鼻、目

第三节 奇经八脉

一、概念

奇者,异也。指异于十二正经的八条经脉。即督、任、冲、带、阴跷、阳跷、阴维、阳维脉的总称,亦称"奇经"。

二、循行特点

(1)走向和分布不规则:带脉横绕腰腹,除冲脉一支下行外,余均从下肢或少腹部上行。

(2)与五脏六腑无属络关系:不与脏腑直接属络,无表里相配关系。

(3)与奇恒之腑关系密切:冲、任、督三脉均起于胞中。

(4)奇经八脉之间无表里相配关系。

三、生理功能

(1)密切十二经脉的联系。

(2)调节十二经脉的气血。

(3)参与人体生殖及脑髓功能的调节。

四、循行部位和功能特点

奇经八脉	循行部位	功能特点
督脉	循行部位起点:起于胞中,下出会阴	①调节阳经气血:与手足三阳经阳维脉交会,调节一身之阳经,为"阳脉之海" ②与脑、髓和肾的功能相关
	循行:沿脊柱里面(背部正中线)上行,至项后风府穴入颅,络脑、由项沿头部正中线,经额、鼻、上唇至上唇系带处	
	分支:从脊柱里面分出,络肾	

续表

奇经八脉	循行部位	功能特点
任脉	起点：起于胞中，下出会阴	①调节十二经脉气血：与足三阴经阴维脉交会总任一身之阴经，为"阴脉之海" ②任主胞胎，与妊娠、月经密切相关，任与妊相通，任起于胞中与月经、生殖机能相关
	循行：上行至阴毛处，沿胸腹正中线上行至咽喉、下颌部，环绕口唇，沿面颊，分行至目眶下	
	分支：从胞中分出，向后与冲脉偕行至脊柱前	
冲脉	起点：起于胞中，下出会阴	①调节十二经脉气血：上行至头下行于足，总领十二经气血，为"十二经脉之海" ②为血海：与女子月经及孕育功能有关
	循行：从气街起与肾经相并，挟脐上行，散布胸中，上行经喉，环绕口唇，至目眶下	
	分支：①从气街分出，沿下肢内侧下行至足踝入足下而止向前斜入足背至大趾 ②从胞中分出，上行于脊柱前，向后与督脉相通	
带脉	起点：起于季胁	①约束纵行诸经不使经气下陷：带脉围腰一周，状如束带加强纵行经脉间的联系"诸脉皆属于带" ②固护胎胞 ③主司妇女带下
	循行：斜向下行至带脉穴，绕身一周	
阴阳跷脉	起点：均起于足踝下	①主肢运动：跷脉从下肢内、外侧上行向头，交通一身阴阳之气，使下肢活动灵活跷捷 ②司眼睑开合：跷脉交会于目内眦
	循行：①阴跷脉上行下肢内侧，经前阴，沿腹、胸入缺盆，出行于人迎之前，经鼻旁 ②阳跷脉上行下肢外侧，经腹，沿胸部后外侧，经肩部、颈外侧，上口角	
	止点：均到达目内眦，两经与手足太阳经相会合跷	
阴阳维脉	起点：①阴维起于小腿内侧足三阴经交会之处 ②阳维起于外踝下	阴维：维系联络全身阴经 阳维：维系联络全身阳经 阴阳维脉相互维系，对气血盛衰起调节溢蓄作用
	循行：①阴维沿下肢内侧上行至腹与足太阴并行于胁部，与足厥阴经相合，上行至咽喉，与任脉相会 ②阳维脉与足少阳胆经并行沿下肢外侧向上，经躯干向外侧，从腋后上肩，经颈部、耳后，前行到额与督脉合	

第四节　经别、别络、经筋、皮部

一、经别

（一）概念

经别是从十二经别行分出，深入躯体深部，循行于胸腹及头部的重要支脉。

（二）循行特点

循行特点 $\begin{cases} \text{从十二经脉分出称“离”} \\ \text{进入体腔脏腑深部称“入”} \\ \text{浅出体表而上头面称“出”} \\ \text{阴经经别合入阳经经别分别注入六阳经脉称“合”} \\ \text{每一对相为表里的经别组成一“合”} \end{cases}$ } 六合

（三）生理功能

1. 加强了十二经脉中相为表里的两条经脉在体内的联系

十二经别 $\begin{cases} \text{进入体腔后} \begin{cases} \text{表里两经相并而行} \\ \text{经过相为表里的脏腑} \end{cases} \\ \text{浅出体表} \begin{cases} \text{阴经经别合入阳经经别} \\ \text{共同注入体表的阳经} \end{cases} \end{cases}$ 加强了相为表里的两条经脉、一脏一腑的内在联系

2. 加强了体表与体内、四肢与躯干的向心性联系

十二经别 $\begin{cases} \text{均从十二经脉的四肢部分别出} \\ \text{进入体内后都是向心性循行} \end{cases}$ 扩大了经络的联系，由外而内的传递信息

3. 加强了十二经脉和头面部的联系

途经 $\begin{cases} \text{十二经脉中之六条阳经} \\ \text{十二经别中的六条阳经经别} \\ \text{足三阴经的经别合入阳经经别} \\ \text{手三阴经经别均经喉咙} \end{cases}$ 上达于头面部，故“十二经脉，三百六十五络，其血气皆上于面而走空窍”

4. 扩大了十二经脉的主治范围

途径：十二经别的分布弥补了十二经脉所不到处，因而扩大了经络穴位的主治范围。

5. 加强了足三阴、足三阳经脉与心脏的联系

途径：足三阴足三阳的经别上行经过腹、胸，均与胸腔内的心脏相联系，因此有"心为五脏六腑之大主"之说。

二、别络

（一）概念

从经脉分出的支脉，大多分布于体表十二经脉和任督两脉各别出一络，加上脾之大络，共十五条，称为"十五别络"。若加上胃之大络又称"十六别络"。

（二）循行特点

（1）十二经脉的别络在本经四肢肘膝以下分出，表里两经的别络相互联络。

（2）任脉的别络分布于腹部。

（3）督脉的别络分布于背部。

（4）脾之大络分布在胸胁。

（三）生理功能

1. 加强了十二经脉中相为表里的两条经脉之间在体表的联系

十二经脉中 ⎰ 阴经别络走向阳经 ⎱ 沟通和加强了表
　　　　　 ⎱ 阳经别络走向阴经 ⎰ 里两经之间的联系

2. 统率全身络脉，加强了人体前、后、侧面的统一联系

任脉别络散布于腹部
督脉别络散布于背部 ⎱ 加强了人体前、后、侧面的统一联系
脾之大络散布于胸胁

3. 渗灌气血以濡养全身

别络 { 孙络：由大到小 遍布全身 │ 由此通行的气血也由线
　　　 浮络：由深至浅 如网状扩散 │ 状流注扩展为面状弥散

三、经筋

（一）概念

经筋是十二经脉之气结、聚、散、络于筋肉、关节的体系，分为十二部分，称"十二经筋"。

（二）循行特点

（1）一般都在浅部 { 从四肢末端走向头身
　　　　　　　　　　 多结聚于关节和骨骼附近
　　　　　　　　　　 进入胸腹腔而不络属脏腑

（2）在体表的循行部位与十二经脉基本一致，但循行走向不尽相同。

（三）生理功能

约束骨骼，有利于关节的屈伸运动。

四、皮部

（一）概念

指体表的皮肤按经络的分布部位分区。全身皮肤划分为十二个部分，分属十二经脉，称十二皮部。

（二）分布特点

十二经脉的体表分区，其分布范围大致上属于该经络的循行部位。

（三）生理功能

（1）抗御外邪：皮部是人体的屏障卫气循行其间。

（2）传导病变：皮部内属于十二经脉，脏腑、经络的病变可反映到皮部。

第五节 经络的生理功能

一、沟通联系作用

（1）含义：人体的脏腑组织器官，通过经络构成了统一有机的整体。

（2）途径

①脏腑与体表的联系

通过十二经脉 $\begin{cases} \text{在内络属于固定的脏腑} \\ \text{在外结聚于经筋，散于皮部} \end{cases} \begin{array}{l} \text{内外} \\ \text{相连} \end{array}$

②脏腑与官窍的联系

通过经络构成 $\begin{cases} \text{脏腑与官窍的特定联系} \\ \text{官窍与脏腑广泛的整体联系} \end{cases}$

③脏腑之间的联系

十二经脉 $\begin{cases} \text{分别络属一脏一腑，构成表里相合关系} \\ \text{有的联系多个脏腑} \\ \text{多条经脉到达同一脏腑} \end{cases}$

④经脉之间的联系

十二经脉之间 $\begin{cases} \text{有序地衔接，与任、督脉构成整体循环系统} \\ \text{多处的交叉、交会，再加上经别、别络的联系} \end{cases}$

（3）生理 $\begin{cases} \text{意义：经络是联络脏腑组织，沟通内外上下的纽带} \\ \text{表现：人体在结构上相互联系,在功能上相互协调,彼此为用} \end{cases}$

（4）病理表现：在病理上相互影响，互相传变。

二、运输气血作用

（1）含义：气血通过经络传注，布散全身，以营养脏腑组织。

（2）途径：循十二经脉流注衔接顺序，与任、督两脉首尾相接，如环无端，周流不息，循环往复。

（3）生理表现：十二经脉内属脏腑，外连经筋、皮部。气血运行畅通，脏腑功能强健，抗御外邪。

（4）病理表现：经气不利，气血失和，御邪不力，外邪易侵。

三、感应传导作用

（1）含义：指经络系统具有感应及传导针灸或其他刺激等各种信息的作用。

（2）机制：通过运行于经络之中的经气对信息的感受负载作用而实现。

（3）意义 $\begin{cases} 传递生命信息，沟通机体之间的联系 \\ 将信息输送到脏腑形体官窍，反映和调节其功能状态 \end{cases}$

四、调节平衡作用

（1）含义及机制：经络系统通过其沟通联系、运输渗灌气血作用及经气的感受和负载信息的作用，对各脏腑形体官窍的功能活动进行调节，维持人体阴阳平衡状态。

（2）意义：通过经络系统的调节作用，促使人体功能活动恢复平衡协调。

第六节　经络学说的临床应用

一、阐释病理变化

外邪由表传里的途径。
体内病变反映于外的途径。
脏腑病变相互传变的途径。

二、指导临床诊断

$$\text{循经}\atop\text{诊断}\left\{\begin{array}{l}\text{两胁疼痛——多为肝胆疾病}\\\text{缺盆中痛——多为肺病}\\\text{"虚里"痛连左手臂——多为"真心痛"}\\\text{阑尾穴压痛——多为肠痈}\\\text{横骨压痛——月经病或遗精}\end{array}\right.$$

$$\text{分经}\atop\text{诊断}\left\{\begin{array}{l}\text{前额疼痛——与阳明经有关}\\\text{两侧头痛——与少阳经有关}\\\text{后头痛连及项部——与太阳经有关}\\\text{巅顶痛——与厥阴经有关}\end{array}\right.$$

三、指导疾病治疗

$$\text{指导针灸推拿治疗}\left\{\begin{array}{l}\text{循经所过}\\\text{主治所及}\end{array}\right.$$

$$\text{指导药物治疗}\left\{\begin{array}{l}\text{指导药物归经理论}\\\text{指导方剂组成}\end{array}\right.$$

【复习技巧点拨】

本章内容考试时以选择题、填空题、名词解释、问答题为主。基本术语常出名词解释题；十二经脉的分布规律常出选择题；经络系统的组成及其功能、十二经脉的交接规律和流注次序常出问答题。各知识点在各种题型中均可出现。全国性的各类资格考试，如执业医师、职称考试以及研究生入学考试常见选择题。

巩固与练习

一、选择题

（一）A 型题

1. 经脉有表里关系的是（　　　）

A. 手太阴与手少阳　　　　　　B. 足厥阴与足少阳

C. 手少阴与手阳明　　　　　　D. 足太阳与足太阴

E. 足少阴与足阳明

2. 手足少阳经交接的部位在（　　　）

A. 目内眦　　　　　B. 目眶下　　　　　C. 拇指端

D. 目外眦　　　　　E. 鼻翼旁

3. 手三阳经与足三阳经交接在（　　　）

A. 四肢部　　　　　B. 肩胛部　　　　　C. 头面部

D. 胸部　　　　　　E. 背部

4. 绕阴器的经脉是（　　　）

A. 足厥阴经　　　　B. 手厥阴经　　　　C. 足少阴经

D. 手太阴经　　　　E. 足太阴经

5. 按十二经脉的流注次序，小肠经流注于（　　　）

A. 膀胱经　　　　　B. 胆经　　　　　　C. 三焦经

D. 心经　　　　　　E. 胃经

6. 十二经脉中，多气多血之经是（　　　）

A. 足厥阴肝经　　　B. 足太阳膀胱经　　C. 足阳明胃经

D. 足少阳胆经　　　E. 手少阴心经

7. 络脉是经络的分支，其中最大的是（　　　）

A. 孙络　　　　　　B. 浮络　　　　　　C. 经别

D. 别络　　　　　　E. 经筋

8. 下列各组经脉中，均上连"目系"的是（　　　）

A. 手少阴经和足厥阴经　　　　B. 手太阴经和足厥阴经

C. 手太阴经和足太阴经　　　　D. 手少阴经和足太阳经

E. 手少阴经和手太阴经

9. 具有濡养眼目，"分主一身左右之阴阳"功能的是( )

    A. 冲脉   B. 督脉   C. 阴、阳跷脉

    D. 阴、阳维脉   E. 任脉

10. 能加强表里两经在体内联系的是( )

    A. 经筋   B. 经别   C. 别络

    D. 奇经   E. 皮部

11. 十二经别的循行特点是( )

    A. 离，入，出，合   B. 起，结，聚，布

    C. 多交叉于十二经脉   D. 多从肘膝以下分出

    E. 多分布于四肢

(二) B 型题

    A. 足少阴肾经   B. 足厥阴肝经   C. 足阳明胃经

    D. 足太阴脾经   E. 足少阳胆经

1. 行于下肢外侧中线的经脉是( )

2. 行于下肢内侧后缘的经脉是( )

    A. 胃经   B. 肾经   C. 小肠经

    D. 心经   E. 大肠经

3. 其经脉"入上齿中，还出挟口，环唇"的是( )

4. 其经脉分支，既至"目锐眦"，又至"目内眦"的是( )

    A. 督脉   B. 任脉   C. 冲脉

    D. 带脉   E. 维脉

5. 与女子妊娠关系密切，主胞胎的是( )

6. 与妇女月经关系密切的是( )

    A. 头   B. 足   C. 手

    D. 背   E. 胸腹

7. 手三阴经与手三阳经相交于( )

8. 手三阴经与足三阴经相交于( )

(三) X 型题

1. 循行于背部的经脉是( )

    A. 肾经   B. 膀胱经   C. 冲脉

    D. 督脉   E. 胃经

2. 下列各项中，循行分布于胸腹部的经脉有(　　)

    A. 足少阴经   B. 足太阳经   C. 足阳明经

    D. 足厥阴经   E. 足少阳经

3. 奇经八脉的生理功能(　　)

    A. 加强十二经脉之间的联系

    B. 调节五脏的生理功能

    C. 调节十二经脉的气血

    D. 参与人体生殖及脑髓机能的调节

    E. 加强了十二经脉和头面部的联系

4. 起于胞中的经脉有(　　)

    A. 冲脉   B. 带脉   C. 任脉

    D. 阴维脉   E. 督脉

5. 与任脉交会的经脉有(　　)

    A. 足三阴经   B. 阳维脉   C. 阴跷脉

    D. 阴维脉   E. 冲脉

二、填空题

1. 经络，是_____和_____总称。

2. 正经有十二，即_____和_____，合称为十二经脉，是运行气血的主要通道。

3.《灵枢·海论》："夫十二经脉者，内属于_____，外络于_____。"

三、名词解释

1. 任主胞胎

2. 阳脉之海

四、问答题

1. 试述经络系统的组成。

2. 手太阴肺经在人体如何循行分布？

3. 奇经八脉的主要功能是什么？

4. 奇经八脉如何循行分布?

5. 督脉的功能有哪些?

6. 试述十二经脉的交接方式及其交接规律。

7. 试述十二正经与奇经八脉的异同。

8. 试述十二经脉气血流注的具体次序。

9. 试述别络的生理功能。

10. 经络学说如何阐释人体的病理变化?

参考答案

一、选择题

(一) A 型题

1. B　2. D　3. C　4. A　5. A　6. C　7. D　8. A　9. C　10. B　11. A

(二) B 型题

1. E　2. A　3. A　4. C　5. B　6. C　7. C　8. E

(三) X 型题

1. BD　2. ACD　3. ACD　4. ACE　5. ADE

二、填空题

1. 经脉;络脉　2. 手足三阴经;手足三阳经　3. 腑脏;肢节

三、名词解释 (略)

四、问答题

1. 经络系统由经脉、络脉及连属部分组成。经脉是经络系统的主干,主要有十二经脉、奇经八脉及十二经别三类。十二经脉是气血运行的主要通道,与脏腑有直接属络关系,包括手足三阴经和手足三阳经十二条;奇经八脉是十二经脉以外的重要经脉,包括任脉、督脉、冲脉、带脉、阴阳维脉、阴阳跷脉共八条;十二经别是从十二经脉别出的经脉。络脉包括别络、浮络、孙络三类。别络较大,又称大络,共十六支;浮于体表的络脉称为浮络;最细小的络脉称为孙络。经络对内连属各个脏腑,对外连于筋肉、皮肤,故脏腑、经筋、皮部属于经络系统的连属部分。

2. 手太阴肺经起于中焦，下络大肠，还循胃的上、下口，过膈肌，属肺，从肺系横行胸部外上方，出腋下，沿上肢内侧前缘下行，过肘窝，入寸口，上鱼际，直出拇指桡侧端。分支从腕后列缺分出，沿掌背侧达食指桡侧端，交手阳明大肠经。

3.（1）密切十二经脉之间的联系。奇经八脉在分布过程中与十二经脉交叉相接，加强十二经脉之间的联系，补充十二经脉循行分布的不足，并对十二经脉的联系起分类组合作用。

（2）调节十二经气血。奇经八脉对十二经气血进行涵蓄和溢出式的双向调节，十二经气血满溢则流入奇经，十二经气血不足时，奇经气血溢入十二经给以补充。

（3）参与人体生殖及脑髓机能的调节。奇经与肝、肾及女子胞的关系极为密切，亦与女子的经、带、胎、产等功能密切相关，故能参与人体生殖机能的调节。

4. 奇经八脉纵横交错地循行分布于十二经脉之间，虽不似十二经之有特定规律，但也有其特点。督脉行人体后正中线；任脉行人体前正中线；冲脉行腹部、下肢及脊前，带脉横行腰部；阳跷脉行下肢外侧、腹部、胸后及肩、头部；阴跷脉行下肢内侧、腹胞及头目；阳维脉行下肢外侧、肩和头项；阴维脉行下肢内侧、腹部和颈部。除带脉外，均自下而上行，上肢没有奇经八脉分布，与脏腑没有直接的属络关系，但与脑、髓、女子胞等奇恒之腑联系较密切。此外，八脉中不存在表里关系，每一条脉的循行不像十二正经那样存在必然的左右对称关系。其中任、督、带均仅有一条而单行，冲脉除小部分外也是单行的。

5. 督脉的主要功能有二：

（1）调节阳经气血，为"阳脉之海"，对全身阳经气血起调节作用。

（2）与脑髓和肾的功能有关。督脉行脊里，入络脑，又络肾，与脑、髓、肾关系密切，可反映脑、髓、肾的生理功能和病理变化。肾为先天之本，主髓通脑，主生殖，故脊强、厥冷及精冷不育等生殖系统疾患与督脉有关。

6. 十二经脉按一定的循行走向，相互联系，有三种交接方式：

（1）相为表里的阴经与阳经共六对，均在四肢末端交接。其中相为表里的手三阴经和手三阳经交接在上肢末端（手指），相为表里的足三阳经和足三阴经交接在下肢末端（足趾）。

（2）同名的手、足阳经有三对，都在头面部交接：手足阳明经在鼻翼旁，手足太阳经在目内眦，手足少阳经在目外眦。

（3）足、手阴经，又称"异名经"，有三对，交接部位均在胸部内脏：足太阴经注心中而交手少阴，足少阴注胸中而交手厥阴，足厥阴注肺中而交手太阴。

7. 十二正经是人体气血运行的主要通道，其命名有手足三阴、三阳的区别。十二正经的循行有一定的起止部位和交接顺序，在肢体的分布及走向有一定的规律，与脏腑有直接的属络关系，彼此之间也有表里关系。在躯干胸腹面、背面及头面、四肢，均是左右对称地分布于人体两侧，每侧十二条；左右两侧经脉，除特殊情况外（如手阳明大肠经在面部走向外侧），一般不走向对侧。这些正是与奇经八脉不同之处。

8. 十二经脉气血流往的次序是：起于手太阴肺经，依次流注手阳明大肠经、足阳明胃经、足太阴脾经、手少阴心经、手太阳小肠经、足太阳膀胱经、足少阴肾经、手厥阴心包经、手少阳三焦经、足少阳胆经，最后传至足厥阴肝经，复再回到手太阴肺经，从而首尾相贯，如环无端。

9. 别络的生理功能有三：

（1）加强十二经脉中表里两经在体表的联系，这一功能主要是通过阴经之别络走向阳经，阳经之别络走向阴经来实现。

（2）统率全身络脉。

（3）渗灌气血。经脉中的气血，通过别络的渗灌作用，注入孙络、浮络，并逐渐扩散到全身起濡养作用。

10. 经络能运行气血，濡养脏腑组织，起着抗御外邪、保卫机体的作用。病理状态下，经络是病邪传注的途径。

（1）体表受邪，可通过经络由表及里，由浅入深，从皮毛、孙脉、络脉、经脉，逐次向里传变而波及脏腑。

（2）脏腑病变可通过经络的传导反映于外。故临床上可用经络学说阐释五脏六腑病变所出现的体表特定部位或相应官窍的症状和体征，并可用"以表知里"的思维方法诊察疾病。

（3）脏腑病变相互传变，亦可用经络学说理论解释。

第五章 体 质

【考点重点点拨】

1. 体质的概念。
2. 正常体质的分类和特征。

第一节 体质的概念和形成

一、概念

1. 含义

体质是指形成于先天，定型于后天的个体在形态结构、生理功能和心理因素方面综合的、相对稳定的特性。

2. 生理意义

表现为功能、代谢及对外界刺激反应等方面的个体差异。

3. 病理意义

表现为对某些病因和疾病的易感性或易罹性，以及产生病变的类型与疾病。

二、形成

1. 先天禀赋

体质形成的基础 $\begin{cases} 先天之精充盈——体质强壮 \\ 先天之精不足——小儿生长发育障碍， \\ \qquad\qquad\qquad 影响体质的健康发展 \end{cases}$

2. 后天因素

年龄、性别、饮食、劳逸、情志、地理环境、疾病与治疗等。

第二节 体质的分类

常见体质分类及其特征

类型	特征	临床特点
阴阳平和质	①身体强壮，胖瘦适度	理想体质，功能较协调。不易感受外邪，很少生病。即使受邪而患病也多为表证、实证
	②面色与肤色明润含蓄，目光有神，性格开朗、随和	
	③食量适中，二便通调	
	④舌红润，脉象缓匀有神	
	⑤自身调节和对外适应能力强	
偏阳质	①形体适中或偏瘦，较结实	具有亢奋、偏热、多动等特点的体质。对风、暑、热等阳邪的易感性较强
	②面色多略偏红或微苍黑，或呈油性皮肤；性格外向，喜动好强，爱急躁，自制力较差	
	③食量较大，消化吸收功能较强	
	④大便易干燥，小便易黄赤	
	⑤畏热喜冷，或体温略偏高，动则易出汗，喜饮水	
	⑥口唇、舌质偏红，苔薄易黄，脉多偏阳	
偏阴质	①形体适中或偏胖，但较弱，易疲劳	具有抑制、偏寒、多静等特点的体质。对寒、湿等阴邪的易感性较强
	②面色偏白而欠华；性格内向，喜静少动，或胆小易惊	
	③食量较小，消化吸收功能一般或较弱	
	④畏寒喜热，或体温偏低	
	⑤精力偏弱，动作迟缓，反应较慢，性欲偏弱	

第三节 体质学说的应用

一、说明个体对某些病因的易感性

体质决定个体对某些病因的易感性、耐受性及发病倾向	对病邪的易感性及耐受性	偏阳质易感受风、暑、热而耐寒
		偏阴质易感受寒湿而耐热
		小儿易感外邪及饮食所伤
	发病的倾向性	小儿脏腑娇嫩，体质未壮，易患咳喘、腹泄、食积
		老年人五脏虚弱，易患痰饮、咳喘、眩晕、心悸、消渴
		肥胖人或痰湿内盛者，易患中风、眩晕
		瘦人或阴虚之人易患肺痨、咳嗽
		阳弱阴盛者易患肝郁气滞证

二、阐释发病原理

体质与发病的关系	体质强壮，正气旺盛，抵抗力强，不易患病	发病与否和发病类型主要取决于体质状态
	体质虚弱，正气虚衰，抵抗力差，易发病	

三、解释病理变化

对病理变化的影响	具体表现	
体质因素决定病机的从化	阴虚阳亢者，受邪后多从热化	
	阳虚阴盛者，受邪后多从寒化	
	津亏血耗者，受邪后多从燥化	
	气虚湿盛者，受邪后多从湿化	
体质因素决定疾病的传变	通过影响正气决定发病和传变	体质壮，正气足——不易发病；发病后不易传变，病程短
		体质强，正气虚——易发病，易传变为危重证；病后不易康复，病缠绵
	通过决定病邪之"从化"影响传变	素体阳盛阴虚，邪易从阳化热——实热证、虚热证
		素体阴盛阳虚，邪易从阴化寒——实寒证、虚寒证

四、指导辨证

```
指     ┌意义——体质决定疾病的证候类型，是证候形成的内在基础
导     │      ┌感受相同的致病因素┐体质不同可表现出不同
辨     │      │或患同一种疾病　　│的证候——同病异证
证  ┤ 表现┤
       │      │感受不同的致病因素┐体质相似而出现相同或相
       │      └或患不同的疾病　　│似的证候——异病同证
       │      ┌同病异证、异病同证——主要以体质差异为生理基础
       └作用┤
             └体质状况可作为辨证的前提和重要依据
```

五、指导治疗

指导临床		具体应用
区别体质特征而施治		阳虚体质，易感寒湿阴邪，易从阴化寒化湿，当用辛热之品以温阳祛寒或通阳利湿
		阴虚体质，内火易动，感寒湿阴邪，易从阳化热伤阴，治宜清润之品
		偏阳质，多发实热证，慎用温热伤阴药
		偏阴质，多发实寒证，慎用寒凉伤阳药
根据体质特征注意针药宜忌	注意药物性味	偏阳质宜甘寒、酸寒、咸寒、清润，忌辛热温散、苦寒沉降
		偏阴质宜温补益火，忌苦寒泻火
		气虚宜补气培元，忌耗散攻伐
		痰湿盛者宜健脾芳化，忌阴柔滋补
		湿热质宜清热利湿，忌厚味滋补
		瘀血质者宜疏利气血，忌固涩收敛
	注意用药剂量	体质强壮，剂量宜大，用药可峻猛
		体质瘦弱，剂量宜小，药性宜平和
	注意针灸宜忌	体质强壮，宜多针强刺激
		体质虚弱，宜少针弱刺激
		肥胖体质，进针宜深，刺激量大，多用温针艾灸
		瘦长体质，进针宜浅，刺激量小，少用温灸

续表

指导临床	具体应用
兼顾体质特征，重视善后调理	偏阳质疾病初愈，慎食温热、辛辣之品
	偏阴质疾病初愈，慎用滋腻、酸涩收敛之品

六、指导养生

养生
- 饮食方面
  - 偏阳质，宜凉忌热
  - 偏寒质，宜温忌寒
  - 形体肥胖者，宜清淡忌肥甘
  - 胃酸偏多者，忌酸咸食物
  - 阴虚之体，宜甘润生津，忌肥腻厚味、辛辣燥烈之品
  - 阳虚之体，宜食温补之品
- 精神方面
  - 气郁质宜疏导为主
  - 阳虚质宜鼓励为主

【复习技巧点拨】

本章内容在各项考试中分值比例较小，但选择题、填空题、名词解释、问答题等题型均曾出现。全国性的各类资格考试，如中医执业医师、职称考试，研究生入学考试等均为选择题。高职、专科、本科、自学考试则以上各类题型均有。

1. 体质的概念、形成、分类在各种题型中均可出现。

2. 体质与从化也是经常被考核的内容，以选择、填空多见。

巩固与练习

一、选择题

（一）A 型题

1. 理想的体质是（   ）

    A. 偏阳质   B. 偏阴质   C. 瘦小质

    D. 肥胖质   E. 阴阳平和质

2. 所谓体质，指的是（　　）

　　A. 身体素质　　　　B. 心理素质　　　　C. 身心特性

　　D. 遗传特质　　　　E. 形态结构

3. 与病邪"从化"最为密切的因素是（　　）

　　A. 病变部位　　　　B. 体质差异　　　　C. 治疗不当

　　D. 病邪性质　　　　E. 邪正盛衰

4. 体质强弱的前提条件是（　　）

　　A. 年龄因素　　　　B. 先天禀赋　　　　C. 性别差异

　　D. 地理因素　　　　E. 饮食因素

（二）B 型题

　　A. 寒化　　　　　　B. 实化　　　　　　C. 热化

　　D. 湿化　　　　　　E. 燥化

1. 素体阴虚阳亢者，受邪后多发生的从化形式是（　　）

2. 气虚湿盛体质者，受邪后多发生的从化形式是（　　）

二、填空题

1. _____是体质形成的基础。

2. 阳虚阴盛者受邪后多从_____，金亏血耗者受邪后多从_____。

三、名词解释

1. 体质

2. 禀赋

四、问答题

1. 体质由哪些方面所构成？

2. 阴阳平和质、偏阳质、偏阴质三种体质类型的特征是什么？

参考答案

一、选择题

（一）A 型题

1. E　2. A　3. B　4. B

（二）B 型题

1. C　2. D

二、填空题

1. 先天禀赋　2. 寒化；燥化

三、名词解释（略）

四、问答题（略）

第六章 病 因

【考点重点点拨】

1. 掌握六淫的概念及共同致病特点。
2. 掌握六淫各自的致病特点及主要病理表现。
3. 掌握疠气的概念和共同致病特点。
4. 掌握七情的概念及七情内伤的致病特点。
5. 掌握饮食失宜、劳逸失度的致病规律和特点。
6. 掌握痰饮、瘀血的基本概念、形成原因和致病特点。
7. 了解外伤、诸虫、药邪、医过和先天因素的致病概况。

第一节 六 淫

一、六淫的概念及共同致病特点

1. 六淫的基本概念

六淫——指风、寒、暑、湿、燥、火六种外感病邪。

六气——指风、寒、暑、湿、燥、火六种正常的自然界气候变化。

六淫产生的因素 ①气候变化异常（六气太过或不及；非其时而有其气；气候变化过于急骤），超过机体正常的适应范围。②机体适应能力低下，不能适应正常的气候变化。

2. 六淫致病的共同特点

（1）外感性——多从肌表、口鼻侵入人体而发病。

（2）季节性——致病有明显的季节性，如春季多发风病，长夏多湿病等。

（3）环境性——致病常与生活工作的区域环境密切相关，如久居潮湿环境多湿病等。

（4）相兼性——既可单独侵犯人体发病，又可两种以上同时侵犯人体而致病，如风寒感冒、风寒湿痹等。

（5）转化性——致病后，病机在一定条件下可发生转化，感受风寒可入里化热。

二、六淫各自的性质和致病特点

（一）风邪

1. 基本概念

凡致病具有善动不居、轻扬开泄等特性的外邪。风邪侵人所发病证——外风证。风为春季的主气，但四季皆有，故风邪致病以春季为多，但不限于春季。

2. 性质和致病特点

致病特点		性质
风为阳邪，轻扬开泄，易袭阳位	风为阳邪	风邪善动不居，具有轻扬、升发、向上、向外的特性
	风性开泄	易使腠理宣泄而开张——可见汗出、恶风等
	易袭阳位	头面部——头痛、项强
		体表——汗出、恶风、发热
		阳经——阳经受病
善行而数变	善行	发病病位善动不居，游移不定。如风痹之四肢关节疼痛，游走不定
	数变	发病迅速，变幻无常。如荨麻疹之皮肤瘙痒，此起彼伏
风性主动	风邪致病具有动摇不定的特征	眩晕、震颤、抽搐、角弓反张、两目上视等
风为百病之长	风邪常兼他邪合而伤人，为外邪致病的先导	
	风邪袭人，致病最多	风邪一年四季皆有，发病机会多

（二）寒邪

1. 基本概念

凡致病具有寒冷、凝结、收引特性的外邪。寒为冬季的主气，也可见于其他季节。如涉水淋雨、汗出当风等。

寒邪侵人所致病证称为外寒：①寒客肌表，郁遏卫阳——伤寒。②寒邪直中于里，伤及脏腑阳气——中寒。

2. 性质和致病特征

致病特点	具体表现	
寒为阴邪，易伤阳气	寒邪袭表，阻遏卫阳	恶寒
	直中脾胃，损伤脾阳	脘腹冷痛、吐泻物清冷
寒性凝滞	气血津液凝结，经脉阻滞不通，不通则痛	寒性凝滞主痛
寒性收引	气机收敛，腠理、经络、筋脉收缩挛急	侵袭肌表——恶寒发热无汗
		寒客血脉——头身疼痛脉紧
		寒客关节——关节屈伸不利或冷厥不仁

（三）暑邪

1. 基本概念

夏至以后，立秋以前，凡致病具有炎热、升散特性的外邪。暑邪为夏季的主气，致病有明显的季节性。暑邪纯属外邪，无"内暑"。

$$暑邪致病\begin{cases}伤暑——起病缓，病情轻\\中暑——发病急，病情重\end{cases}$$

2. 性质及致病特征

致病特点	具体表现	
暑为阳邪，其性炎热	暑邪伤人多见壮热、心烦、面赤、脉洪大等阳热症状	
暑性升散，易伤津耗气	腠理开泄	汗多伤津——口渴喜冷饮、唇干舌燥、小便短赤等
		气随津泄——气短乏力、懒言，甚者突然昏倒、不省人事等

续表

致病特点	具体表现
暑多夹湿	发热、烦渴——暑热症
	四肢困重，纳差，胸闷呕恶，大便溏滞不爽——湿滞症状

（四）湿邪

1. 基本概念

凡致病具有重浊、黏滞、趋下特性的外邪。湿为长夏的主气，也可见于其他季节。

湿邪侵人所致病证称为外湿——多由气候潮湿、涉水淋雨、居处潮湿而致。

2. 性质和致病特征

致病特点	具体表现	
湿为阴邪，易阻遏气机，损伤阳气，气机升降失常	湿性类水故为阴邪	
	易阻遏气机	胸闷脘痞、呕恶不舒、二便不爽
	阴胜则阳病——尤以损伤脾阳为著	腹泻不爽、尿少、水肿等
湿性重浊	重——临床表现以沉重感为特征	头重如裹、周身酸懒沉重，如负重物等（湿痹）
	浊——指分泌物、排泄物秽浊不清	如面垢眵多、大便溏泄不爽，小便混浊等
湿性黏滞	症状的黏滞性	分泌物、排泄物黏滞，如二便黏腻不爽
	病程的缠绵性	起病隐缓，病程迁延，反复发作，缠绵难愈
湿性趋下，易袭阴位	湿性重浊，类水而就下	易伤人体下部，以腰膝以下症状为多

（五）燥邪

1. 基本概念

凡致病具有干燥、收敛等特性的外邪。燥为秋季的主气，兼邪不同可分为温燥和凉燥。燥邪伤人，发为外燥——由外感燥邪，肺卫失宣所致。

$$\begin{cases} 温燥——发在初秋，由燥与热合所致 \\ 凉燥——发在深秋，由燥与寒合所致 \end{cases}$$

2. 性质和致病特征

致病特征		具体表现
燥性干涩，易伤津液	燥胜则干	口鼻干燥、咽干口渴，舌干少津、皮肤干涩、甚则皲裂，毛发不荣，大便干结，小便短少
燥易伤肺	损伤肺津，使肺宣降失职	干咳少痰，痰黏难咯，或痰中带血等症

（六）火（热）邪

1. 基本概念

凡致病具有炎热升腾等特性的外邪。火热无明显的季节性，四季均可发生。火热侵人所致病证称为外感火热病证或外火证。

$$火与热的异同 \begin{cases} 相同点：本质皆为阳盛，均为外感六淫邪气，致病基本相同 \\ 不同点 \begin{cases} 热多属外淫 \\ 火常由内生 \end{cases} \end{cases}$$

2. 性质及致病特征

致病特征			具体表现
火热为阳邪，其性炎上	火热之性燔灼升腾——故为阳邪		
	阳胜则热		高热、恶热、烦渴、汗出、脉洪数等
	火性趋上		火热病证以头面部多见：头痛、咽痛、唇烂等
			火邪上攻：扰乱神明，轻则烦躁失眠，重则狂躁妄动、神昏谵语
火易耗气伤津	伤津	迫津外泄	口渴喜饮，咽干舌燥，小便短赤，大便秘结
		消灼阴液	
	耗气	壮火食气	体倦、乏力、少气
		气随津泄	

续表

致病特征		具体表现
火热易生风动血	生风	火热燔灼肝阴，使肝阳亢奋，肝风内动，致高热、四肢抽搐、角弓反张等
	动血	热邪灼伤脉络，迫血妄行，致各种出血，如吐血、衄血、便血、尿血、崩漏等
火热易致肿疡	热邪腐蚀血肉	疮疡痈肿

第二节 疠 气

一、基本概念

（1）含义：是一类具有强烈致病性和传染性的外感病邪。
（2）别名：疫毒、疫气、异气、戾气、毒气、乖戾之气等。
（3）传播途径：空气、口鼻、饮食、蚊虫叮咬、虫兽咬伤、皮肤接触等途径。

二、致病特点

1. 传染性强，易于流行
通过多种途径传播，无论男女老少强弱，触之者即病。
2. 发病急骤，病情危笃
发病急骤、来势凶猛，病情重笃险恶、病死率高。常见扰神、动血、动风等危重症状。轻者朝发夕死，重者顷刻而亡。
3. 一气一病，症状相似
疠气具有特异性，对机体作用部位具有一定的选择性，每种疠气均有各自特异的临床特点和传变规律。同一种疠气致病，无问大小，病状相似。

第三节 内伤七情

一、七情的基本概念

1. 七情
即喜、怒、忧、思、悲、恐、惊七种正常的情志活动，是人体的生理和心理活动对外界环境刺激的不同反应。

2. 内伤七情

当七情过于强烈或持久刺激，超越人体所能调节的范围，使人体气机紊乱、脏腑阴阳气血失调导致疾病发生时，因病起于内，故称内伤七情。

二、内伤七情的致病特点

影响对象	致病特点			
直接伤及五脏	七情损伤相应之脏	过怒伤肝		
		过喜伤心		
		过思伤脾		
		过悲伤肺		
		过恐伤肾		
	七情首先影响心神	心主神明，为五脏六腑之大主，故情志刺激均可影响及心		
	数情交织，多伤心肝脾			
影响脏腑气机	怒则气上	过度愤怒	肝气上逆	头胀头痛，胸胁胀痛等
			血随气逆	呕血、昏厥
			肝气犯脾	呃逆、呕吐、吞酸、嘈杂、腹胀、大便不畅等
	喜则气缓	过喜使心气涣散，神不守舍	精神不集中，甚则失神狂乱	
	悲则气消	过度悲忧，损伤肺气	精神萎靡，气短乏力	
	恐则气下	恐惧过度，使肾气不固，气泄于下	二便失禁，甚则遗精	
	惊则气乱	突然受惊，使心气紊乱，心无所倚，神无所归	心悸，惊恐不安	
	思则气结	思虑过度，使脾气郁结	食欲不振，脘腹痞满，大便泄泻或腹胀滞下	

续表

影响对象	致病特点
情志变化，影响病情	情绪积极乐观，七情反应适当则有利于疾病康复
	情绪消沉，悲观失望，或七情异常波动，可使病情加重或恶化，甚则死亡

第四节　饮食失宜

饮食失宜		导致后果	
饮食不节	过饥	谷不入半日则气衰，一日则气少矣	气血生化乏源，脏腑组织失养
	过饱	饮食自倍，肠胃乃伤	脘腹胀满、嗳腐吞酸、呕吐泄泻、纳呆厌食、引发他病
饮食不洁	腐败变质食物	胃肠功能失调	
	寄生虫污染食物	导致寄生虫病	
	疫毒污染食物	发生某些传染性疾病	
	毒性食物	轻则伤及脾胃，重则危及生命	
饮食偏嗜	五味偏嗜	脏气偏胜	伤及本脏及相关之脏（尤其伤及所胜之脏）
	寒热偏嗜	偏食生冷寒凉，耗伤脾胃阳气，导致寒湿内生	
		偏食辛热温燥，使肠胃积热，酿成痔疮等	
	食类偏嗜	过食肥甘厚味，伤及脾胃	助湿生痰化热，或生痈疡
		偏嗜饮酒	酿生湿热痰浊——引发多种疾患
		因偏食而致营养缺乏	引发瘿瘤（碘缺乏）、夜盲（维生素 A 缺乏）等疾患

第五节 劳逸失度

劳逸失度		导致后果	
过劳	劳力过度	劳则气耗，损伤形体	少气懒言、体倦神疲、喘息汗出；久立伤骨，久行伤筋
	劳神过度	思虑太过，暗耗心血，损伤脾气	心悸失眠、健忘、纳呆、腹胀、便溏
	房劳过度	肾精、肾气耗伤	腰膝酸软、眩晕、耳鸣、精神萎靡、性功能减退，导致早衰
过逸	安逸少动，气机不畅	脾胃呆滞，气滞血瘀，水湿痰饮内生	食少、胸闷、痰盛、体胖
	阳气不振，正气虚弱	动则心悸、气喘汗出，抗邪无力，易感外邪致病	
	长期用脑过少，加之阳气不振，导致神气衰弱	精神萎靡、健忘、反应迟钝	

第六节 病理产物性致病因素

一、痰饮

1. 概念

（1）含义：痰饮是机体水液代谢障碍所形成的病理产物。

（2）痰
- 有形之痰——指视之可见，触之可及或闻之有声的痰液，如咳嗽之吐痰
- 无形之痰——指只见其征象，不见其形质的痰病，如眩晕癫狂等

（3）饮：因其所停留的部位不同而有"痰饮""悬饮""支饮""溢饮"等不同名称。

2. 病因病机

病因	病机			
外感六淫	肺、脾、肾、肝、三焦、膀胱脏腑气化功能失常	肺失宣肃，水津不能敷布下输	水液代谢障碍	聚而生成水湿痰饮
		脾失健运，水湿停聚		
内伤七情		肾气化失司，水湿不得蒸化		
		肝疏泄失常，津液停积		
饮食劳逸		三焦水道不通，津液失布		
		膀胱贮尿排尿失常		

3. 痰饮的致病特点

致病特点	导致后果	
阻滞经脉气血运行	痰阻经络	肢体麻木，屈伸不利
阻遏气机的升降出入	脏腑气机失常	痰饮阻肺——胸闷、咳嗽、喘促
		痰饮停胃——脘腹胀满、恶心呕吐
		痰阻心脉——胸闷心痛
影响水液代谢	痰湿困脾	水湿不运，饮停于皮下
	痰饮阻肺	宣降失职，水液不布
	痰饮停滞下焦	影响肾、膀胱的蒸化功能，致水液停蓄
易于蒙蔽神明	蒙蔽清窍	头晕目眩，精神不振
	痰迷心窍或痰火扰神	神昏谵妄，或发为癫、狂、痫
病程长	痰饮由水湿积聚而成，具有重着黏滞之性，痰饮为病，病程长，缠绵难愈	

二、瘀血

1. 概念

瘀血是指体内血液停积而形成的病理产物。

包括 { ①体内瘀积的离经之血
②阻滞于经脉及脏腑组织内运行不畅的血液

$$瘀血与血瘀的区别 \begin{cases} 血瘀指血液运行不畅或血液瘀滞不通的病理状态，属病机学概念 \\ 瘀血指能继发新病变的病理产物，属于病因学概念 \end{cases}$$

2. 形成原因

病因	病机
因虚致瘀	阳气虚损则运血无力
	气虚统摄失权，血逸脉外，凝结不散而成瘀
气滞致瘀	气行则血行，气滞则血瘀
血寒致瘀	血得寒则凝
血热致瘀	血热互结，煎灼津液，炼血成瘀
	热灼脉络，迫血妄行，积于体内
血出致瘀	各种外伤使血脉受损，血液离经致瘀
	血热迫血妄行、气虚统摄无权、所出之血未能排出体外或及时消散而成瘀

3. 致病特点

致病特点	具体表现
易于阻滞气机	血瘀必兼气滞，如外伤出血，局部气机郁滞，而见青紫、肿胀、疼痛等症
影响血脉运行	瘀血阻心，胸痹心痛
	瘀血阻肝，肝络阻滞
	瘀阻脉道，血逸脉外
	阻滞经脉，气血运行不利，可见唇甲青紫，皮肤、舌面瘀斑，脉涩不畅
影响新血生成	瘀血不去，新血不生，肌肤甲错，毛发不荣
病位固定，病证繁多	瘀阻于心，胸闷心痛
	瘀阻于肺，胸痛、气促、咯血
	瘀阻于肝，胁痛、癥积、肿块
	瘀阻胞宫，经行不畅，可见痛经、闭经、经色紫暗有块
	瘀阻肢体，可见肿痛青紫
	瘀阻于脑，脑络不通，突然昏倒，不省人事，痴呆，语言謇涩

4. 瘀血致病的病症特点

症状	特点
疼痛	刺痛拒按，痛处固定，夜间痛甚，病程较长
肿块	体表可见局部青紫肿胀隆起的血肿；体内可有扪之质硬坚固难移的癥积
出血	血色紫暗或夹有瘀块
发绀	面色紫暗，唇甲青紫；舌质紫暗，瘀斑瘀点：肌肤甲错脉细涩或结代

三、结石

结石是指体内某些部位形成并停滞为病的砂石样病理产物或结块。

1. 结石的形成

病因	病机
饮食不当	偏食肥甘厚味，内生湿热，蕴结肝胆，久瘀而为胆结石
	空腹吃柿子、生枣——影响胃的受纳和通降——胃结石
	饮用硬水等——肾结石
情志内伤	情志失调，肝胆气郁，胆汁蕴结，日久煎熬——形成结石
药物服用不当	长期服用某些药物，使脏腑功能失调，药物沉积而形成结石
体质差异	先天禀赋差异，以至某些物质的代谢失常，形成结石体质

2. 结石的致病特点

结石的致病特点	多发于肝、肾、胆、胃、膀胱等脏腑，多见肾结石、胆结石、胃结石、膀胱结石	
	病程较长，病情轻重不一	结石多由湿热气血瘀阻，日久煎熬而成，故病多慢且病程长
		症状由结石的大小和停留部位不同而不同：小者病轻，大者病重
	阻滞气机，损伤脉络	影响气血津液运行：局部胀痛，水液停聚等
		结石大者，阻滞局部，可现腹部或腰部绞痛
		损伤脉络引起出血：如尿血等

【复习技巧点拨】

本章内容考试时以选择题、填空题、名词解释、问答题为主。全国性的各类资格考试，如执业医师、职称考试或者研究生入学考试常见选择题。各大院校《中医基础理论》课程考试中以上各类题型均可见。基本术语多出名词解释题，但关键性名词也可出选择题和填空题；六淫、七情、痰饮以及瘀血的致病特点常见于问答题。本章各知识点在选择题中均可出现。

巩固与练习

一、选择题

（一）A 型题

1. 常先困脾的邪气是（　　　　）

    A. 风邪　　　　　　　　B. 燥邪　　　　　　　　C. 湿邪

    D. 寒邪　　　　　　　　E. 火邪

2. 易致肝风内动的邪气是（　　　　）

    A. 寒邪　　　　　　　　B. 燥邪　　　　　　　　C. 湿邪

    D. 暑邪　　　　　　　　E. 火邪

3. 最易导致疼痛的外邪是（　　　　）

    A. 风邪　　　　　　　　B. 寒邪　　　　　　　　C. 暑邪

    D. 燥邪　　　　　　　　E. 湿邪

4. 下列哪项是火邪、燥邪、暑邪共同的致病特点（　　　　）

    A. 耗气　　　　　　　　B. 上炎　　　　　　　　C. 伤津

    D. 动血　　　　　　　　E. 生风

5. 易侵犯人体上部和肌腠的外邪是（　　　　）

    A. 风邪　　　　　　　　B. 寒邪　　　　　　　　C. 湿邪

    D. 燥邪　　　　　　　　E. 暑邪

6. 六淫中具有病程长，难以速愈的邪气是（　　　　）

    A. 寒邪　　　　　　　　B. 火邪　　　　　　　　C. 风邪

    D. 暑邪　　　　　　　　E. 湿邪

7. 患者关节疼痛重着，四肢酸困沉重，头重如裹，其病因是( )

    A. 风邪   B. 寒邪   C. 暑邪

    D. 湿邪   E. 痰饮

8. 异气是指( )

    A. 六淫邪气   B. 异常气候   C. 情志变化

    D. 气机失常   E. 乖戾之气

9. 七情太过首先伤及( )

    A. 肝气   B. 脾阳   C. 肾精

    D. 肺津   E. 心神

10. 根据情志致病的理论，可导致二便失禁，遗精滑泄的是( )

    A. 思虑过度   B. 愤思不已   C. 恐惧过度

    D. 悲伤至极   E. 嬉笑过度

11. 易导致肾气不固的情志异常是( )

    A. 过度悲伤   B. 过度愤怒   C. 突然受惊

    D. 喜乐过度   E. 恐惧过度

12. 根据《素问·生气通天论》饮食偏嗜伤及五脏的论述，味过于苦则( )

    A. 大骨气劳，短肌   B. 脾气不濡，胃气乃厚

    C. 筋脉沮弛，精神乃央   D. 心气喘满，色黑

    E. 肝气以津，脾气乃绝

13. 劳神过度易损伤的脏腑是( )

    A. 心肝   B. 肝肾   C. 脾肾

    D. 心脾   E. 脾肺

14. 导致津液输布障碍，水湿痰饮内的最主要因素是( )

    A. 肺的宣发肃降失职   B. 脾的运化功能失健

    C. 肝的疏泄功能失常   D. 肾的主水功能失调

    E. 三焦疏通水道不利

15. 下列不属于水湿痰饮致病特点的是( )

    A. 致病广泛   B. 变化多端   C. 扰乱神明

    D. 局部刺痛　　　　　E. 阻滞气机

16. 饮在胸膈者，称为（　　　）

    A. 痰饮　　　　　　B. 悬饮　　　　　　C. 支饮

    D. 溢饮　　　　　　E. 伏饮

17. "百病多由痰作祟"是指痰（　　　）

    A. 致病广泛　　　　B. 病势缠绵　　　　C. 阻滞气机

    D. 阻碍气血　　　　E. 扰动神明

18. 下述哪一点不属瘀血致病的临床表现（　　　）

    A. 唇甲色淡　　　　B. 肌肤甲错　　　　C. 刺痛拒按

    D. 出血，紫绀　　　E. 肿块固定

19. 下列除哪项外，均与瘀血的形成有关（　　　）

    A. 气滞　　　　　　B. 血寒　　　　　　C. 饮食偏嗜

    D. 气虚　　　　　　E. 血热

20. 瘀血引起出血的特点（　　　）

    A. 出血量多　　　　B. 出血颜色鲜明　　C. 出血量少

    D. 出血伴有血块　　E. 出血色淡质清稀

（二）B 型题

    A. 风邪　　　　　　B. 寒邪　　　　　　C. 湿邪

    D. 燥邪　　　　　　E. 火邪

1. 易致肿疡的邪气是（　　　）

2. 易阻遏气机的邪气是（　　　）

    A. 风邪　　　　　　B. 寒邪　　　　　　C. 暑邪

    D. 湿邪　　　　　　E. 火邪

3. 气短乏力，甚至突然昏倒，不省人事可见于感受（　　　）

4. 肢体屈伸不利可见于感受（　　　）

    A. 气消　　　　　　B. 气结　　　　　　C. 气下

    D. 气收　　　　　　E. 气耗

5. 悲则（　　　）

6. 劳则（　　　）

7. 寒则（　　　）

A. 困阻脾胃为主

B. 留积于肠胃、胸腹、肌肤

C. 随气升降流行，内而脏腑，外至筋骨

D. 直接伤及脏腑

E. 发病急骤，病情危笃

8. 湿滞于内则多(　　)

9. 水饮停聚则多(　　)

10. 痰形成后则多(　　)

A. 心盛乘肺　　　　B. 肝盛乘脾　　　　C. 脾盛乘肾

D. 肺盛乘肝　　　　E. 肾盛乘心

11. 过食咸味可致(　　)

12. 过食甘味可致(　　)

13. 过食苦味可致(　　)

(三) X型题

1. 湿邪的性质和致病特点是(　　)

A. 其性凝滞，易闭阻血脉　　　B. 其性属阴，易阻遏气机

C. 其性黏滞，病多缠绵难愈　　D. 其性趋下，易袭阴位

E. 其性炎热，易袭阳位

2. 形成瘀血的原因有(　　)

A. 气虚　　　　　　B. 气滞　　　　　　C. 血寒

D. 血热　　　　　　E. 内外伤

3. 六淫致病的共同特点是(　　)

A. 外感性　　　　　B. 季节性　　　　　C. 地域性

D. 相兼性　　　　　E. 变化性

4. 易耗伤津液的病邪有(　　)

A. 风邪　　　　　　B. 燥邪　　　　　　C. 暑邪

D. 火邪　　　　　　E. 寒邪

5. 疠气的致病特点是(　　)

A. 发病急骤　　　　B. 病情较重　　　　C. 症状相似

D. 传染性强　　　　E. 易于流行

6. 饮食不节致病表现为(　　)
  A. 脾胃损伤　　　　　B. 饮食停滞　　　　C. 气血衰少
  D. 聚湿成痰　　　　　E. 化生内热
7. 水湿痰饮、瘀血、结石致病均为(　　)
  A. 导致疼痛　　　　　B. 致病因素　　　　C. 阻滞气机
  D. 有形病理产物　　　E. 致病广泛，病程较长

二、填空题

1. 六淫之邪多从_____、_____侵犯人体而发病。

2. 七情太过，可损伤相应脏腑，从临床上看，以_____、_____、_____三脏为多见。

3. 病理产物形成的病因包括有_____、_____、结石三大类。

4. 热邪易生风动血，是指火热之邪侵犯人体，易于引起_____和_____的病症。

三、名词解释

1. 六淫
2. 疠气
3. 痰饮

四、问答题

1. 何谓"六气"与"六淫"？两者有何联系与区别？
2. 六淫致病的共同特点是什么？
3. 如何理解"风为百病之长"？
4. 为什么说"暑性升散，耗气伤津"及"暑多夹湿"？
5. 试述湿邪的性质和致病特点。
6. 试述外寒与内寒的区别与联系。
7. 火热邪气与暑邪在性质和致病特点上有何不同？
8. 寒邪和湿邪在致病特点上有何异同？
9. 痰饮是如何形成的？有何致病特点？
10. 怎样理解"气有余便是火"？
11. 瘀血是如何形成的？其病证的共同特点是什么？

参考答案

一、选择题

（一）A 型题

1. C　2. E　3. B　4. C　5. A　6. E　7. D　8. E　9. E　10. C　11. E
12. B　13. D　14. B　15. D　16. C　17. A　18. A　19. C　20. D

（二）B 型题

1. E　2. C　3. C　4. B　5. A　6. E　7. D　8. A　9. B　10. C　11. E
12. C　13. A

（三）X 型题

1. BCD　2. ABCDE　3. ABCDE　4. BCD　5. ABCDE　6. ABCDE
7. ABCDE

二、填空题

1. 肌表；口鼻　2. 心；肝；脾　3. 水湿痰饮；瘀血　4. 肝风内
动；血液妄行

三、名词解释（略）

四、问答题

1.（1）六气，是指风、寒、暑、湿、燥、火六种正常的自然界气候变化，是万物生长变化的自然条件。

（2）六淫，是风、寒、暑、湿、燥、火六种外感病邪的统称。

（3）"六气"和"六淫"都是指自然界的风、寒、暑、湿、燥、火六种气候现象。六气对人体是无害的。人体在生活实践中，通过自身调节对六气产生了一定的适应能力，所以正常的六气不易于使人致病。若六气变化异常，或太过、不及，或是机体的适应力下降，则风、寒、暑、湿、燥、火变成为致病因素，侵犯人体而发病，此时六气即转变为六淫。

2.（1）外感性：六淫之邪多从肌表、口鼻侵犯人体而发病，并多有由表及里的转变过程。

（2）季节性：六淫致病多与季节气候或居住环境有关，具有明显的季节性，如春季多风病，夏季多暑病。

（3）相兼性：六淫之邪既可单独侵袭人体，又可相兼致病，如风寒感冒等。

（4）转化性：六淫邪气在致病过程中，在一定条件下，其证候的性质可发生转化，如寒邪入里可以化热等。

3. "风为百病之长" 即是说风邪是引发外感病的一种极为重要的致病因素，是其他外邪致病的先导。其可从以下方面理解。

（1）风邪犯人，多从肌腠皮毛而入，又因风邪具有开泄的特性，侵袭人体，最易使肌腠皮毛疏松，毛窍开张，为其他邪气的侵入提供了侵入门户，由之而引发风邪兼其他邪气的一类外感病。如风寒、风热、风湿等。

（2）因风善动不居，善行而数变，故风邪犯人，病证范围广泛、病种繁多。

可见风邪是六淫致病中最多见的一种，古人甚至把风邪当作外感致病因素的总称。故《素问·风论》说："风者，百病之始也"；《素问·骨空论》也说"风者，百病之长也"。

4.（1）暑为阳邪，易升易散，可使腠理开泄，汗泄过多而津液损伤，故见有口干渴、喜饮，尿短少黄赤等症状。汗大泄，气亦随汗外泄，往往在津伤的同时，伴有气虚之症状，使机体功能衰退甚或衰竭，故说暑性升散，耗气伤津。

（2）暑热季节，不仅气候炎热，且常多雨而潮湿，热蒸湿动，弥漫于空间，使空气湿度增大，人身之所及，呼吸之所受，均为湿热之气，故暑邪淫胜，常夹湿邪侵犯人体。临床见症，除见有壮热、烦渴等暑热症状外，常兼见胸闷呕恶、肢体困重、便溏苔腻等湿阻症状。

5. 湿邪的性质和致病特点有以下四点。

（1）湿为阴邪，易阻遏气机，损伤阳气。湿性类水，故为阴邪。水湿之邪重着黏滞，侵入人体，留滞不化，易滞留于脏腑经络，阻遏气机的升降。脏腑经络阻滞，气机不畅，故常见到胸闷脘痞、胀满等症状。外感湿邪，最易损伤或阻遏脾阳，导致脾阳不振，水湿内停，易见腹泻、水肿等症状。

（2）湿性重浊。重，即沉重、重着之意。湿性重着，故湿邪多有沉重、重着的感觉。如头重如裹，周身困重，四肢酸沉等。浊，即秽浊不清，指湿邪为病，可使分泌物、排泄物秽浊不清。如湿病面垢多眵，下痢黏液脓血，小便浑浊，妇女带下过多等。

（3）湿性黏滞、弥漫。黏即黏腻；滞即停滞、阻滞。湿邪犯人，其黏滞性主要表现在两个方面：一是指湿邪为病多缠绵难愈，病程长，易反复等；二是指分泌物或排泄物多表现为黏滞不爽，如大便里急后重、小便涩滞不畅等。

（4）湿性趋下，易袭阴位。阴位，指人体的下部，如下肢、下窍等。湿邪为病，多见于下部或以下部症状为重，如下痢、带下、淋浊、下肢水肿等。

6. 外寒指寒邪由外侵袭人体之证，为六淫中之寒邪，指病因而言。内寒是机体阳气不足，功能衰退，不能温煦人体而成，主要是指心、脾、肾的阳气衰微。二者的区别如下：主要表现为病因与病理反应的不同。外寒是损伤人体阳气的致病因素，内寒则是因机体阳气虚损而表现出寒象的病理反应。二者的联系如下：外寒不解，损伤阳气，可导致内寒；而阳虚之体，抗邪无力，又易感外寒。

7. 火热邪气与暑邪虽同属阳邪，皆具有耗气伤津的致病特点，但二者仍存在一定的区别，其主要表现在以下两个方面。

（1）暑为夏季主气，乃火热之气所化，有明显的季节性，独见于夏季。而且暑纯属外邪，而无内暑；火热虽旺于夏季，但无明显的季节性，火热为病有内外之分，一般多以温热为外感病因，火则多指内生，内生常因体内脏腑气血阴阳失调形成。

（2）暑在致病时，往往兼夹湿邪为患，即暑多夹湿；火热致病常易生风动血和易致痈肿，又因火与心相应，致病时，常见有扰动心神而出现神志异常的症状。

8. （1）相同点：寒邪和湿邪同属阴邪，侵袭人体后，都具有损伤阳气的特点。

（2）不同点：①寒邪致病直接损伤机体阳气。寒为阴盛表现，能使机体的温煦、气化、推动的作用减弱，表现出一系列寒性症状，如恶寒、脘腹冷痛、下利清谷等；湿邪伤阳，多因阻遏脏腑经络的气机升降，尤易困阻脾胃，损伤脾阳，脾运失职，水湿内停，出现胸脘痞闷、腹部胀满、大便溏泄等症。②寒性凝滞收引而主痛。寒邪伤人，易使气血凝结阻滞于经脉，导致筋脉、经络、腠理、毛窍的收缩闭塞，阳气不得布散，而出现恶寒、无汗、肢体屈伸不利、脉紧等症。又寒凝气收，血脉拘急，气血运行不畅，不通则痛，故受寒常有头身肢体关节疼痛之症；湿性重着，湿邪犯人，常见头沉如裹、周身困重、四肢酸沉、关节重着等。③两邪在致病中，其分泌物和排泄物在形态上不同。寒邪伤阳，使阳气的气化温煦功能减退，故分泌物和排泄物清彻寒冷，如鼻流清涕、呕吐清水、咳吐稀痰、小便清长、下利清谷等；湿性黏滞秽浊，故分泌物和排泄物是秽浊不清或排泄不爽，如小便浑浊涩滞、大便黏滞不爽、带下黄白秽臭等。又湿性趋下，易袭人体下部，出现下肢水肿、带下、下利等症。

9.（1）痰饮多由外感六淫、内伤七情等，使肺、脾、肾、肝、三焦及膀胱等脏腑气化功能失常，水液代谢障碍，以致水液停滞而成。

（2）其致病特点主要有：阻滞经脉气血的运行；阻遏气机的升降出入；影响津液代谢之运行；易于蒙蔽神明；病程较长。

10.“气有余便是火”，指出了火邪是由于气的过盛有余而产生的。这里的“气”，含义广泛，包括了多种致病因素，大致有以下三类：①指外感邪气作用于机体后，体内精气与外来邪气斗争而表现出一种亢奋的病理变化。鉴于体质及医护的不同情况，风寒暑湿燥火等邪均可在一定条件下转化，而产生火的种种表现。②指情志的过度刺激，引起机体气机紊乱，造成气机郁结，气郁久则从阳而化热，因之火热内生。③阳气过盛化火。人身之阳气在正常情况下，对机体脏腑组织有温煦、生化之作用。但在病理情况下，若阳气过亢，功能亢奋，必产生火热之象。如心火亢盛、肝胆火旺、胃火炎炽等。且阳气亢奋，必耗阴液，阴液大伤，阴虚阳亢，则又引起虚热内生。总之，以上的病理之火均由“气”的有余而致。故称之谓“气有余便是火”。

11. 瘀血的形成原因主要有两方面：①因气虚、气滞、血寒、血热等原因，使血行不畅而凝滞。气为血帅，气行则血行，气虚则运血无力；气滞则血行不畅；阳虚血寒则血液凝滞不畅；热入营血；血热搏结等均可形成瘀血。②由于内外伤、气虚失摄或血热妄行等原因造成血离经脉，积存体内形成瘀血。

瘀血病证的共同特点可概括为五点：

（1）疼痛：以刺痛、痛处拒按、固定不移、夜间痛甚为特点。

（2）肿块：外伤局部青紫肿胀，瘀积体内，久聚不散，可成癥积，即按之有形，肿块固定不移。

（3）出血：血色多紫暗，伴有血块。

（4）发绀：久瘀可见面色黧黑，肌肤甲错，毛发不荣，唇舌青紫等全身症状。

（5）脉象细涩，沉弦或结、代。舌质紫暗：舌质有瘀斑、瘀点、或舌下静脉曲张。

第七章 病　　机

【考点重点点拨】

1. 发病的基本原理。

2. 发病的类型。

3. 四种基本病机（邪正盛衰、阴阳失调、气血失常、津液失常）的内容。

4. "内生五邪"病机的各自特点。

第一节　发病原理

一、正气不足是疾病发生的内在根据

概　　念	人体内诸多能够供给人体完成各种功能活动及驱邪抗病、修复损伤的物质	与邪气相对，简称："正"
功　　能	①抵御外邪入侵	防御作用，即"正气存内，邪不可干"
	②驱邪外出	
	③修复调节能力	
	④维持脏腑经络的功能活动	
在发病中的作用	①正虚抗邪无力而发病	"邪之所凑，其气必虚"
	②正虚生"邪"而发病	
	③正气的强弱决定着证候的虚实	

二、邪气是发病的重要条件

概　念	泛指各种致病因素，简称为邪，包括存在于外界或人体内产生的种种具有致病作用的因素	与正气相对，简称为邪
功　能	①导致生理功能失常：阴阳失调，精气血津液的代谢及功能障碍及脏腑经络的功能失调等	侵害作用
	②造成脏腑组织的形质损害：损伤皮肉筋骨、脏腑器官，亏耗精气血津液	
	③改变体质类型——改变个体体质特征，影响其对疾病的易罹倾向	
在发病中的地位	①邪气是导致发病的原因	外感六淫致病多有卫表证，七情内伤多直接伤及内脏；感邪轻者病情轻，感邪重者病情重。受邪浅者成表证，受邪深者成里证
	②影响发病的性质、类型和特点	
	③影响病情病位	
	④某些情况下在发病中起主导作用：疠气、高温、枪弹伤、虫兽伤等	

三、邪正相搏的胜负决定发病与不发病

邪正相搏	决定发病与否	正胜邪却则不发病
		邪胜正负则发病
	发病后，证候类型、病变性质、病情轻重与正邪都有关	正盛邪实，多成实证；正虚邪衰，多成虚证；正虚邪盛，多虚实夹杂

第二节　发病类型

一、感邪即发

1. 概念

又称卒发、顿发。指感邪后立即发病，发病迅速之意。

2. 临床常见

（1）新感外邪较盛——外感风寒之邪。

（2）情志剧变——暴怒大悲。

（3）毒物所伤——服毒自杀、毒蛇咬伤。

（4）外伤。

（5）感受疠气。

二、徐发

1. 概念

指感邪后缓慢发病，又称为缓发。

2. 临床常见

（1）内伤邪气，思虑过度，忧愁不解，房室不节，嗜酒成癖，日久可成虚劳。

（2）外感湿邪，因湿性重着黏滞，故湿邪伤人多为缓发。

三、伏而后发

1. 概念

指感受邪气后，病邪在机体内潜伏一段时间，或在诱因的作用下，过时而发病。

2. 临床常见

（1）破伤风、狂犬病——均经一段潜伏期后才发病。

（2）伏暑、伏气温病——常需经过一定的潜伏期。

四、继发

1. 概念

指在原发病的基础上继而发生新的疾病。

2. 临床举例

（1）肝阳上亢——日久发为中风。

（2）小儿食积——日久发为疳积。

（3）哮喘——日久发为肺精气虚、心血瘀阻。

（4）肝胆疾病——日久发为癥积、结石。

五、合病与并病

1. 合病

（1）概念：两经或两个部位以上同时受邪所出现的病证。

（2）临床举例 $\begin{cases} 伤寒太阳与少阳合病、太阳与阳明合病 \\ 温病卫气同病、气血两燔、气营两燔 \end{cases}$

2. 并病的概念

感邪后某一部位的证候未了，又出现另一部位的病证。

六、复发

1. 含义

疾病初愈或疾病缓解阶段，在某些诱因作用下，引起疾病再度发作或反复发作的一种发病形式。

2. 引起复发的机制

余邪未尽，正气未复，同时有诱因的作用。

3. 复发的基本特点

（1）临床表现类似于初病，但不完全是原有病理过程的再现，比初病的病理损害更复杂、更广泛、病情更重。

（2）复发的次数愈多，静止期恢复就愈不完全，预后愈差，容易留下后遗症。

（3）大多有诱因。

4. 复发的主要类型

（1）疾病少愈即复发：多见于较重的外感疾病，如湿温。

（2）休止与复发交替：治疗后症状体征消失，宿根未除，在诱因作用下复发，如休息痢。

（3）急性发作与慢性缓解期交替：实际上是指临床症状的轻重交替，如哮喘。

5. 复发的诱因

（1）重感致复：因感受外邪致疾病复发者。其机制是新感之邪助长体内病邪，或引动旧病病机，从而干扰或损害了人体正气，使原来的病理过程再度活跃。

（2）食复：因饮食不和而致复发者。饮食不节可致脾胃病复发，鱼虾海鲜可致瘾疹和哮喘病复发，饮酒和过食辛辣之品可致痔疮、淋证复发。

（3）劳复：若形神过劳，或早犯房事而致复病者。过劳可致子宫脱垂、中风、胸痹心痛等复发。

（4）药复：病后滥施补剂，或药物调理运用失当，而致复发者。

（5）情志致复：因情志因素引起疾病复发者。如癔病、癫狂、梅核气。

第三节　基本病机

一、邪正盛衰

（一）邪正盛衰与虚实变化

1. 实的病机（"邪气盛则实"）

（1）实的概念：主要指邪气亢盛，是以邪气亢盛为矛盾主要方面的一种病理反应。

（2）形成原因：外感六淫和疠气致病的初、中期，或痰、食、血、水滞留体内的内伤病。

（3）病机特点：邪气盛，正气亦不虚，正邪斗争激烈，病理产物蓄积。病理反映比较剧烈的、有余的证候。

（4）临床表现：体质壮实、壮热狂躁、声高气粗、腹痛拒按、二便不通、脉实有力、舌苔厚腻等。

2. 虚的病机（"精气夺则虚"）

（1）虚的概念：主要指正气不足，以正气虚损为矛盾主要方面的一种病理反映。

（2）形成原因：先天禀赋不足、病后亏虚、多种慢性病损耗、邪气损害导致气、血、津、液、阴阳耗伤；气化功能减退，精气血津液生化不足或气化功能亢奋，但消耗精微过多。

（3）病机特点：正气虚，邪气亦不盛，脏腑功能低下。正邪斗争不剧烈表现出的一系列虚弱、衰退和不足的证候。

（4）临床表现：神疲体倦、气短、面色无华、自汗、二便失禁、盗汗、五心烦热、畏寒肢冷、脉虚无力等。

3. 虚实变化

（1）虚实错杂

①概念：指疾病过程中，邪盛与正虚同时并存的病理状态。

②形成原因

$$\left\{\begin{array}{l}\text{实性病变失治，邪久留、损正气，形成邪实正虚的虚实错杂病变}\\\text{正气不足，无力驱邪外出；或本正虚，兼内生痰、食、瘀血、水}\\\text{湿凝滞的正虚邪实的虚实错杂病变}\end{array}\right.$$

③病机特点：既有正气虚损，又有邪气较盛，或病理产物蓄积的病理变化

④临床表现

$$\left\{\begin{array}{l}\text{虚中夹实：指病理变化以正虚为主，又兼夹实邪为患}\\\text{　　的病理状态。（如脾虚夹湿证，在食少腹胀、神疲乏}\\\text{　　力的基础上，又出现水肿）}\\\text{实中夹虚：指病理变化以邪实为主，又兼有正气虚损}\\\text{　　的病理状态（如邪热炽盛，消灼津液而产生的实热}\\\text{　　兼津伤证）}\end{array}\right.$$

（2）虚实真假

①概念：疾病的现象与本质不完全一致，出现某些与疾病本质不符合的临床症状的病理现象。

②形成原因 $\left\{\begin{array}{l}\text{正气虚弱，脏腑气血不足，推动、激发功能减退所致}\\\text{邪气亢盛、结聚于内，阻滞经络，气血不能畅达于外}\end{array}\right.$

③病机特点：疾病发展过程中，出现某些临床症状是不符合疾病本质的假象。

④临床表现 { 真虚假实：病机本质为"虚"，却见某些假实之象的病理变化（至虚有盛候）

真实假虚：病机本质为"实"，却见某些假"虚"之象的病理变化（大实有羸状）

（3）虚实转化

①由实转虚：指病变本属实证，但由于失治或误治等原因，致使人体正气受到损伤，使疾病出现一系列虚性的病理反映。如外感性疾患，由疾病初期的实证，到疾病后期的气阴两虚证。

②由虚转实：是指由于脏腑功能减退等原因，致使气、血、水等不能正常代谢运行，水湿、瘀血、痰饮等实邪滞留体内的病理变化。如临床常见的脾肾阳虚，温运气化无力所致的水肿或腹水等实邪贮留，即属于因虚而致实的病理改变。

（二）邪正盛衰与疾病转归

1. 正胜邪退

（1）概念：正气抗邪，日趋强盛，邪气日衰疾病好转，向痊愈发展的一种病理变化。

（2）形成：机体的正气相对较强，能较快驱除病邪。或因为得到及时、正确地治疗，病邪对机体的损害得到有效控制。

（3）转归：为疾病向好转或痊愈发展的最常见的转归。

2. 邪胜正衰

（1）概念：指邪气亢盛，正气虚弱，抗邪无力，病势迅猛发展的疾病过程。

（2）形成：正气虚弱，抗邪无力；或因为邪气过于强盛，严重损伤机体正气。

（3）转归：病情多加重或恶化，甚至死亡。

3. 邪去正虚

（1）概念：邪气已被驱除，正气耗伤，有待恢复的一种状态。

（2）形成：在疾病发展过程中，邪气亢盛，正气奋然抗邪，斗争剧烈。经邪正激烈斗争，邪气退却，但正气也受到较严重的损伤；或由于治疗方法过于峻猛，邪气虽然被驱除，但正气受到比较大的伤害。

（3）转归：积极治疗和调理，增强正气，疾病痊愈；若调养不当，或重新感染邪气，也可以使疾病复发。

4. 正邪相持

（1）概念：指正气不甚虚弱，而邪气亦不太强，双方势均力敌，致使疾病处于迁延状态的一种病机变化。

（2）形成：多见于病之中期，或慢性病迁延期。

（3）转归：正气不能完全驱邪外出，病邪稽留于一定部位（邪留、邪结），或为慢性病证。

5. 正虚邪恋

（1）概念：正气已虚，余邪未尽，但正气难复，病处缠绵难愈的病理过程。为邪正相持的特殊病机。

（2）形成：多见于疾病后期，急性转为慢性；或慢病久不愈，正虚驱邪无力而致。

（3）转归：积极治疗和调理，正气增强，余邪散尽，病趋好转或痊愈；调养失当，正气难复，无力驱邪则转为迁延性或慢性病证，或留下后遗症。

二、阴阳失调

概念	指机体在疾病过程中，由于致病因素的作用，导致机体的阴阳消长失去相对平衡而形成的病理变化。在中医学的病机理论中，阴阳失调是对人体各种功能性和器质性病变的高度概括
表现	主要为阴阳偏盛、阴阳偏衰、阴阳互损、阴阳格拒、阴阳转化和阴阳亡失

（一）阴阳偏盛

概念	指人体阴阳双方中的某一方的病理性亢盛状态	
表现	阴胜则寒（实寒证）	
	阳胜则热（实热证）	
转归	阴胜则阳病	
	阳胜则阴病	
特点	"邪气盛则实"的病机和病证	

1. 阳偏盛

概念	指在疾病过程中出现阳气偏盛，功能亢奋、机体对致病因素的反应性增强、阳热过剩的病机变化
病因	感受阳邪；六气化火；五志化火；气滞、血瘀、食积郁而化热。
病机	阳盛而阴未虚（或虚亏不甚）的实热病证
特点	热、燥、动
表现	壮热、目赤、面红、尿赤、烦渴、便干、苔黄、脉数
转归	实热兼阴亏病证（阳胜则阴病）；虚热病证（久之由实转虚）

2. 阴偏盛

概念	指在疾病过程中，出现阴气偏盛，功能障碍、产热不足，以及阴寒性病理代谢产物积聚的病机变化
病因	感受寒邪；过食生冷
病机	阴寒偏盛而阳气未虚（或虚损不甚）的实寒病证
特点	寒、静、湿
表现	恶寒、喜暖、肢冷、腹冷痛、泄泻、痰液清稀、舌淡、脉紧等
转归	实寒兼阳虚（阴胜则阳病）；虚寒证（久之由实转虚）

（二）阴阳偏衰

概念	指机体阴或阳虚衰不足的病理状态
表现	阴虚则热（虚热证）
	阳虚则寒（虚寒证）
特点	"精气夺则虚"的病机和病证

1. 阳偏衰

概念	指机体阳气虚损，脏腑机能减退、反应降低、温煦作用下降而产热不足的病机变化
病因	先天禀赋不足；或后天失于调养；或饮食营养不良；或劳累过度；或大病久病损伤阳气等
病机	阳虚不能制阴，阴气相对偏盛
特点	以虚、寒、润为特点

续表

表现	畏寒肢冷，脘腹冷痛、面色白，舌淡脉迟等温煦作用减退的寒象；神疲、喜静嗜卧，小便清长，下利清谷，温养兴奋不足的虚象等
常见脏腑	五脏均可出现阳虚，但以脾肾阳虚为多见

2. 阴偏衰

概念	指机体精血津液等物质基础不足，对机体滋润、濡养和宁静功能减退，阳热相对偏亢的病机变化
病因	素体阴虚；或外感阳热邪气；或五志过极化火伤阴；或久病耗伤阴液；或津液、血液流失过多等
病机	阴虚不能制阳，阳相对偏盛
特点	以虚、热、躁为特点
表现	形体消瘦、潮热盗汗、心烦失眠、口干咽燥、两颧潮红、小便短少、大便干硬等证候
常见脏腑	多见于肺、肝、肾等脏，以肾阴虚尤为关键

3. 实寒与虚寒、实热与虚热的区别

	实寒	虚寒	实热	虚热
病因	阴寒之邪	阳虚不制阴阴寒相对偏盛	感受阳邪、他邪化热	阴虚不能制阳，阳相对偏盛
性质	实证	虚证	实证	虚证
病机	阴盛则寒	阳虚则寒	阳盛则热	阴虚则热
临床表现	恶寒无汗，腹痛拒按，脉紧	畏寒，腹痛，喜温喜按，脉沉迟而无力	壮热、目赤、面红、尿赤、烦渴、便干、苔黄、脉洪数	五心烦热、潮热盗汗，舌红少苔，脉细数
特点	寒、静、湿	虚、寒、润	热、燥、动	虚、热、躁

（三）阴阳互损

概念	指阴或阳任何一方虚损到一定程度，而影响到另一方形成阴阳两虚的病机
形成	阴阳互为根本，故阴或阳之间可以发生互损；肾藏之阴阳为人体阴阳之本，均以肾中精气为基础，故无论阴虚或阳虚，多在累及肾阴或肾阳，及肾本身阴阳失调时，才易发生阴阳互损
表现	阴损及阳，阳损及阴

1. 阴损及阳

概念	阴虚到相当程度，累及阳气生化不足，形成以阴虚为主的阴阳两虚的病理状态
形成	多由于阴液亏耗，以及遗精、盗汗、失血等慢性消耗性病证发展而成
表现	肝阳上亢，阴虚不能制阳，继而损及肾阳，见畏寒肢冷、面白而灰黯、脉沉细等阴阳两虚证

2. 阳损及阴

概念	阳虚较重，无阳则阴无以生，导致阴虚，形成阳虚为主的阴阳两虚证
形成	慢性消耗性病证发展而成
表现	肾阳不足，气化失司之水肿，继而发展为烦躁升火，抽搐等阴虚症状，形成阴阳两虚证

（四）阴阳格拒

概念	为在阴阳偏盛基础上由阴阳双方相互排斥而出现寒热真假病变的一类病机
形成	阴和阳中的一方偏盛至极或极端虚弱，双方盛衰悬殊盛者壅于内，将另一方排斥格拒于外，迫使阴阳间不相维系，出现真寒假热或真热假寒之病理
表现	阴盛格阳，阳盛格阴

1. 阴盛格阳

概念	指阴寒过盛，把阳气格拒于外，出现内真寒外假热的一种病理变化
病机	阴寒内盛是疾病本质
表现	四肢厥逆、下利清谷、脉微欲绝、身反不恶寒（但欲盖衣被），面颊泛红

2. 阳盛格阴

概念	指邪热极重，阳气被郁，深伏于里，不得外达四肢，而格阴于外的一种病理状态
病机	阳盛于内，邪热炽盛为疾病的本质
表现	内真热：身大热，口渴。四肢厥冷（不欲衣被），脉伏（沉数有力）

（五）阴阳亡失

概念	指机体的阴液或阳气大量亡失，导致生命垂危的一种病理状态
形成	阴精亏竭，迅即导致阳脱；或阳气脱失，导致阴竭
表现	亡阴和亡阳

1. 亡阳

概念	是指机体的阳气突然发生脱失，而致全身功能突然严重衰竭的一种病理状态
形成	邪气太重；素体阳虚；过汗吐下；大量失血；慢性疾病
表现	面色苍白，冷汗淋漓，四肢逆冷，精神萎靡，畏寒蜷卧，脉微欲绝

2. 亡阴

概念	指由于机体阴液突然大量消耗或失去，而致全身功能严重衰竭的一种病理状态
形成	邪热炽盛或久留伤阴；久病耗阴；过汗吐下
表现	热汗淋漓，烦躁不安、口渴欲饮、气喘、手足虽温但大汗欲脱、脉数疾等

三、气血的失常

（一）气的失常

类型 { 气虚：气的生化不足或耗散太过的病理状态
气机失调：气的某些功能减退及运动失常，形成气滞、气逆、
气陷、气闭或气脱的病理变化

1. 气虚

病因	气的生成不足或耗散太过	
表现	卫气虚：怕冷、自汗、易感冒	功能减退以虚、静为特点
	心气虚：心悸，胸闷，脉虚无力	
	肝气虚：出血、疲乏无力	
	脾气虚：精神萎顿，头昏耳鸣	
	肺气虚：少气懒言，或劳则气喘	
	肾气虚：生长发育迟缓，生殖功能低下	

2. 气机失调

	概念	形成原因	证候特点	易发脏腑
气滞	气在局部运行不畅而阻滞不通	情志不舒，邪阻气机，气虚所致	闷、胀、痛	肺、肝和胃肠
气逆	气机上升太过，或下降不及	情志内伤，饮食不适，痰浊壅滞	气血上逆	多见肺、胃、肝
气陷	在气虚基础上发生的以气的升清功能不足、气的升举无力为主要特征	素体虚弱，久病伤气	在气虚的基础上，出现内脏下垂为特征	脾
气闭	气郁闭于内，导致气的外出受阻，出现突然闭厥的病机变化	情志刺激 外邪侵犯 痰浊阻塞	以气的外出障碍、卒然昏倒、不省人事为特点	
气脱	气不内守，大量外逸而导致全身机能突然衰竭的病机变化	正不敌邪、正气骤伤；慢性病，正气长期消耗；汗吐下太过，大出血，致气随津血脱泄	气大量向外流失，全身功能衰竭为特征	

（二）血的失常

类型 { 血虚：血的生化不足或耗伤太过,血的濡养功能减退,形成血虚
血的循环失常：出现血瘀、出血等病理变化

1. 血虚

概念	指生化不足或耗伤太过，营养和滋润功能减退的病理状态	
形成原因	失血过多，化源不足，消耗太过	
证候特点	以血虚不能濡养脏腑组织、血不养神为主要特点，以心、肝两脏为多见	
临床表现	血色不能外荣	面、唇、舌、爪色淡无华或面色萎黄等
	血虚不能滋养脏腑组织	形体消瘦、眩晕耳鸣、心悸怔忡、肢体麻木、两目干涩、视物昏花、妇女经少经闭等

2. 血的循行失常

	概念	病因	证候特点
血瘀	指血液循行迟缓，或流行不畅，甚则血液停滞的病理状态	气虚、气滞、血寒、血热、痰阻、出血	刺痛拒按；肿块或癥积；出血而血色紫暗，夹有血块；或面、唇、爪甲青紫，舌质紫暗、有瘀斑；或面色黧黑，肌肤甲错；脉象细涩或结代
血热	指热入血脉之中，使血行加速，脉络扩张，或迫血妄行而致出血的病理状态	外感阳热邪气；或情志郁结化火；或痰湿等阴邪郁久化热，热入血分所致	血液运行失去宁静而躁动，血行加速，身热夜甚，舌红绛，脉洪大；衄血、吐血，尿血，便血；心烦，发狂谵语甚至昏迷
血寒	指血脉受寒，血流弛缓，乃至停止不行的病理状态	寒邪侵犯血脉阳气失于温煦	恶寒怕冷、冷痛、真心痛、皮青紫、肢体手足麻木冷痛，月经不调
出血	指血液逸出脉外的病理状态	火热迫血妄行、气虚不能摄血和脉络损伤，导致血液外逸	以各种出血为特征。如吐血、咳血、尿血、大便出血、崩漏以及鼻衄、齿衄、肌衄等

(三) 气血关系失调

概念	病因	证候特点	
气滞血瘀	气滞与血瘀同时存在的病机变化	多由气机阻滞而致血瘀；或因闪挫外伤	以气滞、血瘀证候并存为特征，与心、肝、脾三脏关系密切
气虚血瘀	是指气虚无力推动血行而致血瘀的病机变化	气虚无力行血	以气虚为主兼有血瘀为特征，与肺脾二脏关系密切
气不摄血	是指由于气虚统摄血液运行功能减弱，血不循经而逸出脉外，导致各种出血的病机变化	气虚不能统摄血液	多见尿血、便血、月经过多等下部出血以及肌衄等失血之证候，且有血色淡，质地清稀的特点。与脾肝二脏关系密切
气随血脱	指大出血的同时，气也随着血液大量流失而散脱	外伤、妇女产后大失血、呕血、便血、妇女崩中大失血等	除大出血之外，还可见冷汗淋漓、面色苍白、四肢厥冷，甚至晕厥等气脱的临床表现

续表

概念	病因	证候特点	
气血两虚	指气虚与血虚同时并存的病机变化	多因久病消耗，渐致气血两虚；或先有慢性失血，或先有气虚，终成气血两虚的病机变化	临床可同时并见气虚和血虚的表现，如面色淡白或萎黄、少气懒言、神疲乏力、形体瘦怯、心悸失眠、肌肤干燥、肢体麻木等

四、津液代谢失常

（一）津液不足

1. 病因

外感热邪；五志化火；汗吐下太过；严重烧伤；慢性疾病。

2. 表现

（1）伤津：目眶内陷，小便短少，皮肤干燥，鼻干口燥。

（2）脱液：形瘦肉脱，毛发枯槁，手足震颤蠕动。

3. 特点

伤津不脱液；脱液必伤津。

（二）津液代谢障碍的病机

1. 概念

指津液不能正常转输布散及排泄，导致津液在体内环流迟缓，或滞留于某一局部，水液困阻或酿痰成饮之病机变化。

2. 形成原因

外感六淫
内伤七情 } 肺、脾、肾、肝、三焦、膀胱等脏腑功能失常
饮食劳逸失常

3. 证候类型

湿浊困阻、痰饮凝聚、水饮潴留。

（三）津液与气血关系失调的病机

津液与气血关系		具体含义
水停气阻	概念	指水液停贮，导致气机阻滞的病理状态
	临床表现	水饮阻肺，则肺气壅滞，失于和降，则可见胸满咳嗽，喘促不能平
		水饮凌心，阻遏心气，致使心阳被抑，则可见心悸心痛
		水饮停滞中焦，阻遏脾胃气机，则可致清气不升，浊气不降，而头昏困倦、脘腹胀满、纳化呆滞、恶心呕吐等症
		水饮停于四肢则可阻滞经脉气血之流通，故除浮肿外，尚可见肢体沉困、胀痛等症
气随液脱	概念	由于津液大量丢失，气失其依附而随津液外泄，从而导致暴脱亡失的病理状态
	病因	多为高热伤津，或过汗伤津脱液，或严重吐泻，伤及津液等所致
津枯血燥	概念	主要指津液亏损，甚则枯竭，从而导致血燥虚热内生，或血燥生见的病理状态
	临床表现	心烦、鼻咽干燥，或五心烦热，口渴喜饮。肌肉消瘦，小便短小，舌红少津，脉细数等症
津亏血瘀	概念	主要指津液亏损，血燥循行郁滞不畅的病理状态
	病因	若因高热、烧伤、吐泻、大汗出等因素，从而使津液大量消耗，则津液亏少，血容量不足，血液循行停滞不畅，即可发生血瘀病变
	临床表现	临床上即可在原有津液不足的基础上，出现舌质紫绛，或见瘀点、瘀斑，或者斑疹显露等临床表现

第四节 内生"五邪"病机

概念：指在疾病的发展过程中，由于气血津液和脏腑等生理功能的异常而产生的类似风、寒、湿、燥、火外邪致病的病理变化。

类型："内风""内寒""内湿""内燥""内火"。

一、风气内动

（1）概念：指体内阳气亢逆变动所形成的一类病机变化。

（2）临床表现：动摇、眩晕、震颤、抽搐为特征。

（3）证候类型：肝阳化风、热极生风、阴虚风动、血虚生风、血燥生风。

二、寒从中生

（1）概念：是指机体阳气虚衰，温煦气化功能减退，阳不制阴，虚寒内生，或阴寒之邪弥漫的病机变化。

（2）临床特点：以脾肾阳虚为主，肾阳虚衰尤为关键。

（3）临床表现：畏寒喜暖，畏寒得衣被则减为基本特征。

三、湿浊内生

（1）概念：多指由于脾失健运，津液输布障碍，水湿、痰浊蓄积停滞的病机变化。

（2）病机特点：以肺、脾、肾等脏腑功能障碍，气化功能失常，不能输布津液，导致水湿、痰浊内停为特点。

（3）常见脏腑：肺脾肾功能失常所致。其中又以脾虚最为关键。

四、津伤化燥

（1）概念：指机体津液不足，导致全身脏腑组织失其濡润，而出现一系列干燥枯涩的病机变化。

（2）病机特点：以脏腑功能失常、津液干枯、脏腑组织失润为特点。

（3）常见脏腑：肺、胃、大肠等。

五、火热内生

（1）概念：又称"内热"，指由于机体阳盛有余，或阴虚阳亢，或邪郁日久，或五志化火等而致火热内扰，功能亢奋的病机变化。

（2）病因：阳气过盛化火、邪郁化火、五志过极化火。

（3）常见脏腑：内火可以出现在任何脏腑，一般以心、肺、肝、肾多见。

【复习技巧点拨】

本章内容考试时以选择题、填空题、名词解释、问答题为主。全国性的各类资格考试，如执业医师、职称考试等以及研究生入学考试常见选择题。各大院校《中医基础理论》课程考试则以上各类题型均有。本章基本术语较多，多出名词解释题，但关键名词也可出选择题和填空题。对于发病类型、基本病机特点以及对内生五邪的理解可以问答题形式出现，也较多出现在选择题中。本章所涉及的知识点在选择题中均可出现。

巩固与练习

一、选择题

（一）A 型题

1. 疾病的发生归结到一点，这就是人体(　　)

   A. 感受了外邪　　　B. 阴阳失调　　　C. 先天禀赋不足

   D. 正气虚衰　　　E. 生理功能衰减

2. 主要与正气的强弱有关的是(　　)

   A. 居住的地域条件　B. 工作环境　　　C. 精神状态

   D. 气候变化　　　E. 以上均非

3. 疾病发生的内在因素是(　　)

   A. 邪气强盛　　　B. 正气不足　　　C. 邪胜正负

   D. 正虚邪不胜　　E. 正胜邪衰

4. 下列哪项不是复发的诱因(　　)

   A. 劳复　　　　　B. 正气　　　　　C. 食复

   D. 药复　　　　　E. 复感新邪

5. 临床病证的虚实，主要取决于(　　)

   A. 正气的强弱　　B. 正邪的消长　　C. 阴阳的盛衰

   D. 气血的盛衰　　E. 气机的失调

6. 疾病发生，发展和转归，取决于(　　)

   A. 发病的时间　　B. 病邪的性质　　C. 正气的强弱

   D. 病变的部位　　E. 治疗的方法

7. 下列哪项不是虚证的临床表现(　　)

   A. 二便失禁　　　B. 自汗盗汗　　　C. 面容憔悴

D. 疼痛隐隐　　　　E. 二便不通

8. 以阴阳失调来阐释真寒假热或真热假寒，其病机是(　　)

A. 阴阳偏盛　　　B. 阴阳偏衰　　　C. 阴阳格拒

D. 阴阳互损　　　E. 阴阳离决

9. 患者胃肠热盛，大便秘结，腹满硬痛而拒按，潮热，神昏谵语，但又兼见四肢厥冷。其病机是(　　)

A. 虚中夹实　　　B. 真实假虚　　　C. 由实转虚

D. 真虚假实　　　E. 实中夹虚

10. "大实有羸状"的病机是(　　)

A. 邪气亢盛，正气衰败

B. 脏腑气血虚极

C. 实邪结聚，阻滞经络，气血不能外达

D. 邪热炽盛，煎熬津液，阴精大伤

E. 疾病初期，正邪交争过于激烈

11. 阴偏衰的证候性质是指(　　)

A. 假热证　　　B. 假寒证　　　C. 虚热证

D. 实热证　　　E. 虚寒证

12. 阳损及阴的病机，主要是指(　　)

A. 阳气虚损，气化不利，水湿阴寒病邪积聚

B. 阳气偏盛，消灼阴液，阴被亏损

C. 阳热内盛，深伏于里，格阴于外

D. 阳气虚损，阴气失制而偏盛

E. 阳气虚损，累及阴液化生不足

13. 在阴阳失调的病机变化中，"阴"的含义指"阴邪"的是(　　)

A. 阴虚则阳亢　　B. 阳盛则阴病　　C. 阴盛则阳病

D. 阴损及阳　　　E. 阳盛格阴

14. 因实邪结聚，气血不能外达的病机是(　　)

A. 由实转虚　　　B. 虚实夹杂　　　C. 真虚假实

D. 真实假虚　　　E. 因虚致实

15. 患者，男，56岁。因情急恼怒而突发头痛而胀，继则昏厥仆

倒，呕血，不省人事，肢体强痉，舌红苔黄，脉弦。其病机是（ ）

    A. 气郁   B. 气逆   C. 气脱

    D. 气陷   E. 气结

16. 多出现气逆病变的脏腑是（ ）

    A. 肺、脾、胃   B. 肝、胃、肺   C. 肺、脾、胆

    D. 胃、肝、心   E. 肺、胃、心

17. 患者曾发高热，热退而见口鼻、皮肤干燥，唇舌干燥，舌紫绛，边有瘀斑、瘀点。其病机是（ ）

    A. 津液不足   B. 津亏血瘀   C. 津枯血燥

    D. 津停气阻   E. 气阴两亏

18. 下列关于火热内生机理的叙述，错误的是（ ）

    A. 气有余便是火   B. 邪郁化火

    C. 五志过极化火   D. 精亏血少，阴虚阳亢

    E. 外感暑热阳邪

19. "直中"病机的发生，主要见于（ ）

    A. 正胜邪退   B. 邪去正虚   C. 正虚邪恋

    D. 邪正相持   E. 阳虚寒盛

20. 表里的病势出入，实际上取决于（ ）

    A. 正气盛衰与否   B. 气血功能是否协调

    C. 脏腑功能是否旺盛   D. 邪正消长盛衰

    E. 以上皆非

（二）B 型题

    A. 感受阳邪   B. 正气的强弱   C. 体质的强弱

    D. 感受阴邪   E. 邪气的种类与性质

1. 病情的轻重主要与什么有关（ ）

2. 疾病的病位主要与什么有关（ ）

    A. 饮食不慎   B. 情志失调   C. 劳逸失度

    D. 邪未尽除   E. 新感病邪

3. 最易引起气机失调而发病的是（ ）

4. 疾病复发的最基本条件是（ ）

5. 疾病复发的首要条件是(　　)

　　A. 体质因素　　　　　B. 精神刺激　　　　　C. 工作环境

　　D. 气候因素　　　　　E. 精神状态

6. "恬淡虚无，真气从之，精神内守，病安从来。"指出与防病关系密切的因素是(　　)

7. "肉不坚，腠理疏，则善病风。"其中指出与发病关系密切的因素是(　　)

　　A. 气滞血瘀　　　　　B. 气不摄血　　　　　C. 气随血脱

　　D. 气血两虚　　　　　E. 气血失和

8. 肝病日久，两胁胀满疼痛，并见舌质瘀斑、瘀点，其病机是(　　)

9. 产后大出血，继则冷汗淋漓，甚则晕厥，其病机是(　　)

　　A. 脏腑病机　　　　　B. 经络病机　　　　　C. 内生五邪

　　D. 气血失常　　　　　E. 阴阳失调

10. 由于经气升降逆乱，而影响气血的正常运行，导致气血的上逆或陷下而致病，此病机属于(　　)

11. 由于经气不利，影响气血的运行，累及所络属之脏腑以及经络循行部位的生理功能，此病机属于(　　)

　　A. 表寒证　　　　　　B. 真寒假热证　　　　C. 虚寒证

　　D. 实寒证　　　　　　E. 亡阳证

12. 脘腹冷痛拒按，大便秘结，多见于(　　)

13. 脘腹冷痛喜按，大便溏软，多见于(　　)

　　A. 真寒假热　　　　　B. 真热假寒　　　　　C. 真实假虚

　　D. 真虚假实　　　　　E. 不虚不实

14. 热结肠胃，痰食壅积，以致经脉阻滞，气血不能畅达，致倦怠懒言，身体羸瘦，脉象沉细，此为(　　)

15. 脏腑虚衰，气血不足，运化无力，致腹部胀满，呼吸喘促，二便闭涩等，此为(　　)

　　A. 表热证　　　　　　B. 真热假寒证　　　　C. 虚热证

　　D. 实热证　　　　　　E. 亡阴证

16. 发热，烦渴，热汗淋漓，脉疾无力，多见于(　　)

17. 发热，烦渴、大汗出，脉洪数有力，多见于(　　)

（三）X 型题

1. 邪对疾病的影响(　　)

    A. 发病的性质　　　　B. 证候类型　　　　C. 发病特点

    D. 病情轻重　　　　E. 疾病的病位

2. 发病类型包括(　　)

    A. 感邪即发　　　　B. 伏而后发　　　　C. 徐发

    D. 继发　　　　E. 合病与并病

3. 可造成实性病理变化的有(　　)

    A. 经络闭塞　　　　B. 久病耗精　　　　C. 脏腑功能亢奋

    D. 气机阻滞　　　　E. 脏腑功能减退，病理产物凝结

4. 各种气滞病变，共同的病理表现是(　　)

    A. 闷　　　　B. 胀　　　　C. 满

    D. 痛　　　　E. 沉

5. 津液的排泄与输布障碍，主要产生哪些病理改变(　　)

    A. 湿浊困阻　　　　B. 肌肤肿胀　　　　C. 痰饮凝聚

    D. 水液贮留　　　　E. 气滞血瘀

二、填空题

1. 正邪相搏，_____则不发病，_____则发病。

2. 引起复发的机理是余邪未尽，_____，同时有_____的作用。

3. 正邪之间的矛盾斗争关系主要体现为_____和_____。

4. 《素问·通评虚实论》曰："邪气盛则_____，_____则虚。"

5. 《素问·阴阳应象大论》曰："阴胜则_____，阳胜则_____。"

6. 亡阳时，全身属阳的功能衰竭，而以温煦、_____、_____、_____等功能的衰竭最为突出。

7. 导致病邪从化的原因，即在于人体的禀赋有_____之别，脏

腑有_____之分。

8. 外感病的基本传变形式是_____。

三、名词解释

1. 合病

2. 感邪即发

3. 虚

4. 从化

5. 内生"五邪"

四、问答题

1. 中医学发病的基本原理是什么？

2. 怎样理解中医发病学中的正邪斗争？

3. 为什么说正气在疾病发生过程中起主导作用？

4. 发病的类型有哪些？

5. 疾病复发的主要类型包括哪些？

6. 何谓阴阳失调？阴阳失调病机包括哪些内容？试分述之。

7. 如何理解"至虚有盛候""大实有羸状"？

8. 何谓风气内动？风气内动包括哪些病理类型？主要病机及表现如何？

9. 何谓寒从中生？其成因、主要病机及临床表现如何？

10. 何谓湿浊内生？其成因、主要病机及临床表现如何？

11. 何谓津伤化燥？其成因、主要病机及病理反应如何？

12. 何谓火热内生？其成因、主要病机及临床表现如何？

13. 何谓津液代谢失常？主要表现在哪些方面？

14. 内风与外风有何区别？

参考答案

一、选择题

（一）A 型题

1. B　2. C　3. B　4. B　5. B　6. C　7. E　8. C　9. B　10. C　11. C

12. E　13. C　14. D　15. B　16. B　17. B　18. E　19. E　20. A

(二) B 型题

1. E　2. E　3. B　4. D　5. D　6. E　7. A　8. A　9. C　10. B　11. B

12. D　13. C　14. C　15. D　16. E　17. D　18. A　19. C

(三) X 型题

1. ABCDE　2. ABCDE　3. ACD　4. ABD　5. ACD

二、填空题

1. 正胜邪负；邪胜正负　2. 正气未复；诱因　3. 疾病虚实变化；病势的趋向与转归　4. 实；精气夺　5. 寒（或阳病）；热（或阴病）6. 推动；兴奋；卫外　7. 阴阳；强弱　8. 表里之间的传变

三、名词解释（略）

四、问答题

1. 发病的基本原理包括：①正气不足是疾病发生的内在根据。②邪气是发病的重要条件。③正邪斗争的胜负决定发病与否。所谓"正气"，是指人体脏腑、经络、气血等功能活动的综合作用以及抗御病邪的能力，简称为"正"。所谓"邪气"，泛指对人体有害的各种致病因素，简称为"邪"。

2～5 题答案略。

6. 阴阳失调，是指机体在各种致病因素的作用下，阴阳消长平衡遭到破坏的病理状态，导致人体发生各种功能性和器质性病变的基本病理变化。

阴阳失调的病理变化概括起来可分为阴阳偏盛、阴阳偏衰、阴阳互损、阴阳格拒，以及阴阳的亡失等内容。

阴阳偏盛，即当阴邪或阳邪侵犯人体，形成以阴偏盛或阳偏盛为主要矛盾的病理反应。阴偏盛多表现为阴盛而阳气未虚（或虚损不甚）的实寒证；阳偏盛多表现为阳热亢盛而阴液未亏（或亏损不甚）的实热证。阴阳偏衰，是指人体阴精或阳气亏虚所引起的病理变化。阴虚多表现为阴液不足、阳气相对亢盛的虚热证；阳虚多表现为阳气虚损不能制阴，阴相对亢盛的虚寒证。阴阳互损，主要是指阴或阳任何一方虚损不足的前提下，病变逐渐影响到相对一方，形成阴阳两虚的病理反应，即"阴损及阳"，"阳损及阳"。阴阳格拒：是阴阳失调中较为特殊的一类病理变化，主要是由于阴或阳的某一方偏盛至极，将对方排斥格拒于外，形成阴阳之间不相维系的病理状态，即"阴盛格阳"之真寒假热证和"阳盛格阴"之真热假寒证。阴阳亡失，即由于机体的阴液或阳气突然大量耗散，从而导致生命垂危的一种病理状态。即"亡阴""亡阳"。

7. 至虚有盛候，即指机体虚衰到一定程度的时候，有时会出现一些与虚证本质不相符合的邪气有余过盛的表现。这些有余过盛现象的出现，是由于体内脏腑功能活动低下，气血亏虚，或气机不利，气血运行不能通达，以致外部表现出某些有余之象。因此，体内的虚衰不足是病本，而有余过盛是因正气虚衰至极所表现的假象。故称"至虚有盛候"，多是在疾病发展到严重阶段时出现的病理反应。

大实有羸状，即指当体内邪实过盛发展到一定程度时，有时会出现一些与邪实的本质不相符合的不足虚衰的表现。由于邪实过盛，结聚于内，或有形之邪阻滞脏腑经络，致使经络气血不得畅达于外，内外上下不通，故可出现外在的假虚象。体内邪实为病本，外在的虚是假象，故称为"大实有羸状"。

至虚有盛候，大实有羸状，指出了虚实两种性质不同的病理变化的实质。在一般情况下，内在病理变化的本质，与反应于外的现象是相一致的，可以真实的反映疾病的虚实本质。但在特殊情况下，即疾病的表现与本质不相一致的时候，可表现出某些与疾病本质不符的症状，称为假象。这些假象，不能真实的表现疾病的虚实状态，因而被称为"虚实真假"病理。

8. 风气内动，即"内风"，是机体阳气亢逆变动而形成的一种病理状态。风气内动主要有肝阳化风、热极生风、阴虚风动、血虚生风、血燥生风等。

（1）热极生风，是指由于邪热炽盛，燔灼肝经，竭津耗血，致使筋脉失于濡养，导致肝风内动的病理变化。在高热不退的基础上，出现痉厥、四肢抽搐、目睛斜视、鼻翼煽动、颈项强直、角弓反张、神昏谵语等症。

（2）肝阳化风是指由于肝肾阴亏，水不涵木，阴不制阳，导致肝之阳气升动无制，亢而化风的一种病理变化。可见筋惕肉瞤，肢麻震颤，眩晕欲仆，或卒然仆倒，口眼㖞斜，或发为半身不遂等症。

（3）阴虚生风，是指由于机体阴液枯竭，无以濡养筋脉，筋脉失养而致虚风内动的病理变化。临床可在潮热、盗汗、颧红、口干咽燥等阴虚内热基础上，出现筋挛肉瞤、手足蠕动等动风之症。

（4）血虚生风，是指由于血液虚亏，以致肝血不足、筋脉失养所产生的虚风内动病理变化。在眩晕眼花、唇淡面白、肢体麻木等血虚症基础上，出现筋肉跳动、手足拘挛不伸等动风之症。

（5）血燥生风，是指由于津枯血少，经脉气血失于和调，肌肤失于濡养，化燥为风的病理变化。临床可见皮肤干燥或肌肤甲错，并有皮肤搔痒或落皮屑等表现。

9～14题答案略。

第八章 防治原则

【考点重点点拨】

1. 预防的基本内容。
2. 正治与反治的含义及其适应范围。
3. 治标与治本的含义、运用方法及其适应范围。
4. 扶正与祛邪的基本概念、适应范围及其应用原则。
5. 调整阴阳的运用方法。
6. 因时制宜、因地制宜、因人制宜的含义及其运用举例。

第一节 预 防

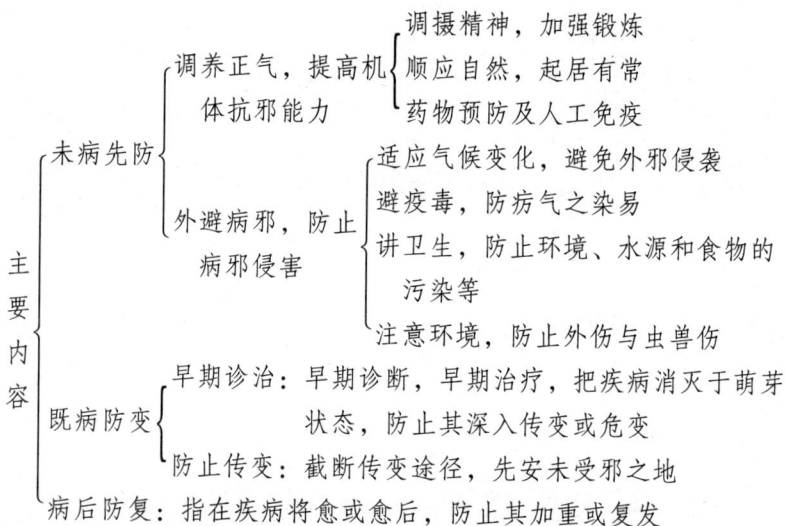

第二节 治 则

一、正治与反治

含义：指所用治法性质（药物的寒热）、补泻效用与病证现象之间的从逆关系而言。"逆者正治，从者反治"。

（一）正治

1. 含义

采用与疾病的证候性质相反的方药以治疗的一种治则，如热证用寒药，故又称"逆治"。"逆"是指用药性质与疾病性质相反。

2. 适用范围

疾病的征象与其本质相一致的病证。如热证见热象、寒证见寒象等，故正治是临床上最常用的治疗原则。

3. 具体内容

正治内容	具 体 涵 义
寒者热之	即以热药治寒证，指寒性病证出现寒象，用温热方药来治疗。如：表寒证用辛温解表方药
热者寒之	即以寒药治热证，指热性病证出现热象，用寒凉方药来治疗。如：表热证用辛凉解表方药
虚则补之	即以补益药治虚证，指虚损性病证出现虚象，用具补益作用的方药来治疗。如：阳虚用温阳的药物，阴虚用滋阴的方药
实则泻之	即以攻邪泻实药治实证，指实性病证出现实象，用攻逐邪实的方法来治疗。如湿盛用祛湿方药，食滞用消食导滞的方药

（二）反治

1. 含义

顺从病症的外在假象而治的一种治疗原则。其采用的方药性质与病症中假象的性质相同，故又称为"从治"。

2. 适用范围

疾病的征象与其本质不完全符合的病证。这类情况较少见。

3. 具体内容

反治内容	具 体 涵 义
热因热用	含义：以热治热，指用热性药物来治疗具有假热征象病证
	适用范围：阴盛格阳的真寒假热证
	治法：用温热方药以治其本
寒因寒用	含义：以寒治寒，即用寒性药物治疗假寒征象病证
	适用范围：阳盛格阴的真热假寒证
	治法：用寒凉药清其内热
塞因塞用	含义：以补开塞，即用补益药物治疗具有闭塞不通症状的病证
	适用范围：因体质虚弱而出现闭塞症状的真虚假实证
	治法：以补开塞，主要是针对病证虚损不足的本质而治。如：脾虚不运所致的脘腹胀满
通因通用	含义：是以通治通，即用通利的药物治疗具有通泄症状的实证
	适用范围：因实邪内阻而出现通泻症状的真实假虚证
	治法：以通治通，针对邪实的本质而治。如：食积停滞，影响运化所导致的腹泻；瘀血导致的崩漏

二、治标与治本

(一) 含义

标与本是相对而言的，标本关系常用来概括说明事物的现象与本质，在中医学中常用来概括病变过程中矛盾的主次先后关系。如下图所示。

	正邪双方	病因与症状	疾病的先后	内脏与体表
标	邪气	症状	新病、继发病	体表
本	正气	病因	旧病、原发病	内脏

（二）运用原则

运用原则		具体应用
急则治其标	适应证	标病急重，则当先治其标
		有时标病虽不危急，但若不先治，将影响本病的治疗，也应先治其标病
	临床举例	如病因明确的剧痛，应先止痛
		如大出血而危及生命，不论何种原因所形成，均应紧急止血以治标，待血止再缓治其本
		如水臌病人，当腹水大量增加，腹部胀满，大小便不利的时候，应先治疗标病的腹水。大小便不利，可用利水、逐水法，待腹水减轻、病情稳定后，再调理肝脾，治本病
		如某些慢性病患者，原有宿疾又复感外邪，当新病较急之时，亦应先治外感以治其标，待新病愈后，再治宿疾以治其本
缓则治其本	适应证	多用在病情缓和、病势迁延，暂无急重病的情况下，着眼于疾病本质的治疗
	临床举例	如痨病肺肾阴虚之咳嗽，应滋养肺肾以治本
		气虚自汗，应补气以治其本
标本同治	适应证	标本并重或标本均不太急时，当标本兼治
	临床举例	虚人感冒，素体气虚，反复外感，治宜益气解表，益气为治本，解表是治标
		又如表证未解，里证又现，则应表里双解，亦属标本同治

三、扶正祛邪

1. 含义

就是要扶助正气，祛除邪气，改变邪正双方力量的对比，使疾病早日向好转、痊愈的方向转化。

2. 运用原则

（1）虚证宜扶正，实证宜祛邪。

（2）虚实并存时，根据矛盾的主次，决定运用扶正或祛邪的先后。

（3）掌握好"扶正不留（助）邪，祛邪不伤正"的原则。

3. 运用方式

运用原则		具 体 应 用
单独运用	扶正	纯虚证，真虚假实证以及正虚邪不盛以正虚为主的病证。如气虚、阳虚的病人，应采取补气、补阳的方法治疗
	祛邪	纯实证，真实假虚证以及邪盛正不虚以邪盛为主的病证。如表邪盛者，宜发汗解表
同时运用	扶正兼祛邪	适用于以正虚为主的虚实夹杂证。如：玉屏风散
	祛邪兼扶正	适用于以邪实为主的虚实夹杂证。如：白虎加人参汤证
先后运用	先祛邪后扶正	适用于病邪亢盛，急待祛除，正气虽虚尚耐攻伐。如瘀血所致的崩漏证，瘀血不去，则崩漏难止，故应先用活血祛瘀法，然后补血
	先扶正后祛邪	正虚为主，虽有实邪但机体不耐攻伐。如某些虫积病人，因正气太虚弱，不宜驱虫，应先健脾以扶正，使正气得到一定恢复，然后再驱虫消积

四、调整阴阳

治则	治法	适 应 证		备 注	
损其有余	泻其阳盛，治热以寒	适用于阳盛而阴相对未虚的实热证	阳病治阳	实则泻之	
	损其阴盛，治寒以热	适用于阴盛而阳相对未虚的实寒证	阴病治阴		
补其不足	滋阴以制阳	适用于阴虚阳亢的虚热证	阳病治阳	阴阳互制	
	扶阳以制阴	适用于阳虚阴盛的虚寒证	阴病治阴		
	阴中求阳	治疗阳偏衰时，在扶阳剂中适当佐用滋阴药		阴阳互根	
	阳中求阴	治疗阴偏衰时，在滋阴剂中适当佐用扶阳药			
	阴阳并补	适用于阴阳两虚证。须分清主次来治疗			
	回阳救阴	适用于阴阳亡失者	亡阳：益气回阳固脱	都是一身之气的突然大量脱失，故治脱均要兼峻剂补气如人参	

五、调整精气血津液

治　则	治　法	适　应　证
调精	填精	肾精亏虚
	固精	精脱
	疏利精气	阴器脉络阻塞而精郁或气机郁滞而不排精
调气	补气	气虚
	调理气机	气机失调
调血	补血	血虚
	调理血运	血运失常
调津液	滋养津液	津液不足
	祛除水湿痰饮	水湿痰饮
调理精气血津液的关系	调理气与血的关系	
	调理气与津液的关系	
	调理气与精的关系	
	调理精血津液关系	

六、三因制宜

1. 含义

指治疗疾病要根据不同季节、地区以及个体的性别、年龄、体质、生活习惯等差异而制定适宜的治疗方法。

2. 内容

三因制宜	概念与应用	
因时制宜	概念	根据不同季节气候的特点，制订治疗用药的原则
	应用	如春夏季节人体肌肤疏松而多汗，要慎用辛温。秋冬季节人体的肌肤致密，阳气内敛，要慎用苦寒伤阳药。即"用寒远寒，用凉远凉，用温远温，用热远热，食宜同法"

续表

三因制宜	概念与应用	
因地制宜	概念	根据不同地区的环境特点，制订治疗用药原则
	应用	如外感风寒病证，西北严寒地区，使用辛温解表药量较重，且常用麻黄、桂枝；东南温热地区，用辛温解表药量较轻，且多用荆防
因人制宜	概念	根据病人年龄、性别、体质、生活习惯等不同特点来指导用药的原则
	应用	年龄——老年慎泻，少年慎补
		性别——妇女有经、带、胎、产等情况，其治疗用药应加以考虑。如在妊娠期，对于峻下、破血、滑利、走窜等伤胎药物或有毒药物，则当禁用或慎用
		体质——阳盛或阴虚之体，慎用温热之剂；阳虚或阴盛之体，慎用寒凉之剂

【复习技巧点拨】

本章内容是考试的重点内容，考试时以选择题、填空题、名词解释、问答题为主。全国性的各类资格考试，如中医执业医师、职称考试，研究生入学考试等均为选择题。高职、专科、本科、自学考试则以上各类题型均有。

1. 本章内容常见于各种题型，各知识点均在不同考试中出现，且考试方法灵活，一定要深入理解并熟练运用。

巩固与练习

一、选择题

(一) A 型题

1. 下列各项属于治则的是( )

    A. 温阳   B. 利水   C. 祛邪

    D. 祛痰   E. 解表

2. "寒者热之" 的所属的治法是( )

    A. 反佐法   B. 正治法   C. 反治法

  D. 从治法　　　　　　E. 扶正法

3. 证见伤食泄泻，宜采用的治法是(　　　)

  A. 通因通用　　　　B. 塞因塞用　　　　C. 缓则治其本

  D. 补泻并用　　　　E. 先祛邪，后扶正

4. 适用于"从治"的是(　　　)

  A. 寒者热之　　　　B. 实者泻之　　　　C. 热者寒之

  D. 虚者补之　　　　E. 热因热用

5. 扶正祛邪的基本原则是(　　　)

  A. 先扶正，后祛邪

  B. 先祛邪，后扶正

  C. 扶正不留邪，祛邪而不伤正

  D. 扶正与祛邪并用

  E. 以扶正为主，兼以祛邪

6. "阳病治阴"所适用的证候是(　　　)

  A. 阳偏盛证　　　　B. 阴偏盛证　　　　C. 阳偏衰证

  D. 阴偏衰证　　　　E. 阴阳两虚证

7. 不属于在"扶正"治则指导下确定的治法是(　　　)

  A. 发汗　　　　　　B. 滋阴　　　　　　C. 养血

  D. 益气　　　　　　E. 扶阳

8. 阳气不足之人，慎用寒凉药物，属于的治则是(　　　)

  A. 因时制宜　　　　B. 因人制宜　　　　C. 因地制宜

  D. 治病求本　　　　E. 扶正祛邪

9. 治疗瘀血所致的崩漏，应选用的治法是(　　　)

  A. 收涩止血法　　　B. 塞因塞用法　　　C. 益气摄血披

  D. 通因通用法　　　E. 温补肝肾法

10. 因脾虚运化无力而导致的脘腹胀满，治疗应选用的治法是(　　　)

  A. 通因通用　　　　B. 寒因寒用　　　　C. 热因热用

  D. 塞因塞用　　　　E. 实者泄之

11. 下列各项病证，适用"寒因寒用"是(　　　)

A. 真寒假热证　　B. 表热里寒证　　C. 真热假寒证

D. 寒热错杂证　　E. 表寒里热证

12. 属于"逆治"法的是(　　)

A. 热因热用　　B. 寒者热之　　C. 阳病治阴

D. 用热远热　　E. 以通治通

13. "虚则补之，实则泻之"所属的治法是(　　)

A. 逆治法　　B. 从治法　　C. 治标法

D. 反治法　　E. 三因制宜

14. 正治的定义是(　　)

A. 调整阴阳的治疗法则

B. 顺从疾病的某些假象而治的一种治疗方法

C. 逆着疾病现象而治的治疗方法

D. 扶助正气的治疗方法

E. 正确的治疗法则

15. 下列属于治法的是(　　)

A. 未病先防　　B. 治病求本　　C. 滋阴养血

D. 扶正祛邪　　E. 调整阴阳

16. "用热远热"的含义是(　　)

A. 阳盛之人慎用温热药物

B. 原有内热，复感外寒之人，慎用温热药物

C. 阴虚之人，慎用温热药物

D. 南方炎热，慎用温热药物

E. 夏季炎热，慎用温热药物

17. 下列各项，不属未病先防的内容的是(　　)

A. 调摄精神　　B. 加强锻炼　　C. 早期诊治

D. 起居有节　　E. 药物预防

18. 阴虚证的治疗方法是(　　)

A. 以热治热　　B. 阴中求阳

C. 益火之源，以消阴翳　　D. 壮水之主，以制阳光

E. 阴病治阳

19. 所谓"阴中求阳",指的是(   )

    A. 阴阳双补

    B. 壮水之法,以制约阳亢

    C. 在补阴剂中适当佐用补阳药

    D. 在补阳剂中适当佐用补阴药

    E. 扶阳益火之法,以制约阴盛

20. 肺痨咳嗽患者,宜选用的治则是(   )

    A. 急则治其标　　　B. 缓则治其本　　　C. 标本同治

    D. 先扶正后祛邪　　E. 先祛邪后扶正

21. 用温热方药治疗寒性病证出现的寒象,其治法是(   )

    A. 寒者热之　　　　B. 热者寒之　　　　C. 寒因寒用

    D. 热因热用　　　　E. 用寒远寒

22. 对真寒假热应采用的治疗方法是(   )

    A. 热因热用　　　　B. 寒因寒用　　　　C. 塞因塞用

    D. 通因通用　　　　E. 虚则补之

23. 我国东南地区多用辛凉解表,西北地区则常用辛温解表,所体现的治则是(   )

    A. 因时制宜　　　　B. 因人制宜　　　　C. 因地制宜

    D. 治病求本　　　　E. 扶正祛邪

24. 依据标本划分,以下表述不正确的是(   )

    A. 正气为本,邪气为标　　　B. 病因为本,症状为标

    C. 先病为本,后病为标　　　D. 原发病为本,继发病为标

    E. 肌表经络病为本,脏腑病为标

(二) B 型题

    A. 急则治其标　　　B. 缓则治其本　　　C. 标本同治

    D. 先扶正后祛邪　　E. 先祛邪后扶正

1. 气虚感冒患者,宜选用的治则是(   )

2. 二便不利宜选用的治则是(   )

    A. 急则治标　　　　B. 缓则治本　　　　C. 逆治

    D. 从治　　　　　　E. 扶正

3. 寒病见寒象，应采用的治则治法是( )

4. 寒病见热象，应采用的治则治法是( )

    A. 扶正   B. 祛邪   C. 扶正祛邪

    D. 先扶正后祛邪   E. 先祛邪后扶正

5. 邪实为主而正气未衰者应采用的治则治法是( )

6. 正虚邪实而正虚为主者应采用的治则治法是( )

    A. 因人制宜   B. 因时制宜   C. 因地制宜

    D. 审因论治   E. 标本兼治

7. 结合病人年龄、性别、体质、生活习惯等确定的治则治法所属的是( )

8. 结合不同季节气候特点确定的治则治法所属的是( )

    A. 未病先防   B. 既病防变   C. 调理阴阳

    D. 扶正祛邪   E. 治病求本

9. 调摄精神和锻炼身体以提高正气抗邪能力的防病原则是( )

10. 药物预防及人工免疫的原则是( )

    A. 塞因塞用   B. 通因通用   C. 寒者热之

    D. 热者寒之   E. 标本兼治

11. 妇女因久病血虚而致月经闭止，应采用的治则治法是( )

12. 膀胱湿热所致的尿频、尿急、尿痛，应采用的治则治法是( )

（三）X 型题

1. 下列属于正治的是( )

    A. 以补开塞   B. 热因热用   C. 寒者热之

    D. 虚者补之   E. 通因通用

2. 因人制宜应考虑的是( )

    A. 性别不同   B. 年龄不同   C. 地域不同

    D. 季节不同   E. 体质不同

3. 下列属于未病先防的是( )

    A. 调摄精神   B. 先安未受邪之地   C. 早期诊治

    D. 起居有节   E. 药物预防

4. 阳虚的治疗方法是(　　)

    A. 以寒治寒   B. 阴中求阳

    C. 益火之源，以消阴翳   D. 寒者热之

    E. 阴病治阳

5. 属于中医治则的内容是(　　)

    A. 调整阴阳   B. 治病求本   C. 辨证论治

    D. 三因制宜   E. 扶正祛邪

6. 下列可采用"通因通用"治法的病证是(　　)

    A. 中气下陷所致的腹泻   B. 瘀血引起的出血

    C. 食积引起的腹泻   D. 肾气不固引起的小便清长

    E. 气虚引起的出血

二、填空题

1. 疾病预防主要包括_____、既病防变、_____。

2. 既病防变包括_____、_____。

3. _____是确立治则的前提和基础。治法总是从属于一定的_____。

4. 三因制宜包括_____、_____、_____。

5. 用温热方药治疗寒性病证出现的寒象，其治法是_____。

6. _____指的是在补阴剂中适当佐用补阳药。

三、名词解释

1. 正治

2. 标与本

3. 塞因塞用

4. 三因制宜

四、问答题

1. 何谓正治？正治法主要有哪四种？举例说明之。

2. 何谓反治？反治法包括哪四种？举例说明之。

3. 何谓"因时（人、地）制宜"？谈谈你对因时（人、地）制宜的理解。

4. 试述寒者热之、寒因寒用和用寒远寒含义及应用举例。

5. 试述热者寒之，热因热用和用热远热含义及应用举例。

参考答案

一、选择题

（一）A型题

1. C　2. B　3. A　4. E　5. C　6. D　7. A　8. B　9. D　10. D　11. C
12. B　13. A　14. C　15. C　16. E　17. C　18. D　19. D　20. B
21. A　22. A　23. C　24. E

（二）B型题

1. C　2. A　3. C　4. D　5. B　6. D　7. A　8. B　9. A　10. A　11. A
12. D

（三）X型题

1. CD　2. ABE　3. ADE　4. BCE　5. ABDE　6. BC

二、填空题

1. 未病先防；病后防复　2. 早期诊治；防止传变　3. 辨证；治则
4. 因人制宜；因时制宜；因地制宜　5. 寒者热之　6. 阳中求阴

三、名词解释（略）

四、问答题

1. 正治，是逆其病证性质而治的一种常用的治疗法则，适用于疾病的现象与证候性质一致的病证。包括寒者热之，热者寒之，虚者补之，实则泻之。

寒者热之：即以热药治寒证，指寒性病证出现寒象，用温热方药来治疗。如：表寒证用辛温解表方药，里寒证用辛热清里方药。

热者寒之：即以寒药治热证，指热性病证出现热象，用寒凉方药来治疗。如：表热证用辛凉解表方药，里热证用苦寒清里方药。

虚者补之：即以补益药治虚证，指虚损性病证出现虚象，用具有补益作用的方药来治疗。如：阳虚用温阳的药物，阴虚用滋阴的方药，气虚用益气的方药，血虚用补血的药物。

实则泻之：即以攻邪泻实药治实证，指实性病证出现实象，用攻逐邪实的方法来治疗。如：水饮内停用逐水的方药，瘀血用活血化瘀的方药，湿盛用祛湿的方药，食滞用消食导滞的方药。

2. 反治法，又称为从治。是指顺从病证性质表现的假象而治的一种治疗法则。适用于疾病本质和现象不完全一致的病证。常用的反治法有：热因热用、寒因寒用、塞因塞用、通因通用。

热因热用：即用热性药物治疗具有假热症状的病证。适用于阴寒内盛，格阳于外，反见热象的真寒假热证。例如《伤寒论》"少阴病下利清谷，里寒外热，手足厥逆，脉微欲绝，身反不恶寒，其人面色赤……通脉四逆汤主之"，就是热因热用的范例。由于阳虚寒盛是其本质，故仍用温热药治其真寒，而假热就自然会消失。

寒因寒用：即用寒性药物治疗具有假寒症状的病证。适用于里热盛极，阳盛格阴，反见寒象的真热假寒证。例如热厥证，因阳盛于内，格阴于外，出现四肢厥冷，脉沉，很似寒证，但有壮热心烦，口渴而喜冷饮，小便短赤等，因为热盛是其本质，故须用寒凉药治其真热，而假象方能消失。

塞因塞用：即用补益药治疗具有虚性闭塞不通症状的病证。适用于因虚而闭阻的真虚假实证。例如脾虚病人，常出现脘腹胀满，时胀时减，不拒按，纳呆，舌质淡，脉虚无力，且并无水湿、食积留滞等征象可循，故以健脾益气治之，脾气健运，则腹胀自消。此外，如久病精血不足的便闭，血枯、冲任亏损的闭经等，都应采取补益药治疗。

通因通用：即用通利的药物治疗具有实性通泄症状的病证。适用于因实邪阻滞所致的真实假虚证。适用于食积所致的腹痛，泻下不畅，热结旁流，瘀血所致的崩漏，膀胱湿热所致的尿频、尿急、尿痛等病证。治疗可分别采用消导泻下、清热泻下、活血祛瘀及清利膀胱湿热等方法，都属于通因通用范畴。

3. 根据不同季节的气候特点来制订适宜的治法与方药，为"因时制宜"。由于四时气候变化会对人体的生理和病理产生影响，所以，在治疗疾病时应结合这些变化制订出适宜的治法，如夏季天气炎热，人体腠理疏松，汗孔开张，此时，即使感受了风寒邪气，也不宜过用辛温发散之品，以免伤津耗气。寒冬时节，当慎用寒凉，以防损伤阳气。正如《黄帝内经》所说："用寒远寒，用热远热。"

根据不同的地理环境特点来制订适宜的治法和方药，称为"因地治宜"。不同的地域，地势、气候、水土、习俗等各异，因而在治疗疾病时应将这些情况考虑进去。例如同样一种疾病，地域不同，采用的方法就有差异，《内经》称之为"异法方宜"。江南及两广地区，气候炎热潮湿，六淫中以风热邪气或湿热邪气伤人为多，治疗常用辛凉解表法或芳香化湿清热等方法。北方地区，天寒地燥，六淫之中以风寒邪气伤人为多见，治疗时常用辛温解表法。

根据病人的年龄、性别、体质等不同特点，来制订适宜的治法，称为"因人制宜"。年龄不同，则生理、病理反应各异，治宜区别对待。如小儿生机旺盛，脏腑娇嫩，气血未充，病情变化较快，治疗时药量宜轻，忌用峻剂，少用补剂。老年人脏腑功能衰减，宜多用补虚之法。而女性有经、带、胎、产的生理特点，体质有寒、热、虚、实之异，治疗中应全面考虑。

4.①寒证表现为寒象，用温热性质的方药治疗，就称为"寒者热之"。如表寒证多属实证，治宜辛温解表。②寒因寒用即用寒凉性质的方药治疗具有假寒征象的病证，即以寒治寒。适用于里热极盛，阳盛格阴于外的真热假寒证。例如病人口渴喜冷饮、烦燥不安、大便干结、小便短赤、舌红苔黄，同时见四肢厥冷、脉沉。③用寒远寒中的前一个"寒"，指寒性药物；后一个"寒"，指寒冷的季节，意指运用寒凉药应避开寒凉的季节。秋冬季节，气候由凉变寒，阴盛阳衰，人体腠理致密，阳气内敛，此时若非大热之证，当慎用寒凉药物，以防伤阳。

5.①热证表现为热象，用寒凉性质的方药来治疗，就称为"热者寒之"。如表热证也多属实证，治当辛凉解表。②热因热用即是用温热性质的方药治疗具有假热征象的病证，即以热治热。适用于阴寒内盛，格阳于外的真寒假热证。例如病人四肢厥冷、下利稀薄、小便清长、精神萎靡、舌淡苔白，同时见身热、口渴、面赤、脉大。③用热远热中的前一个"热"，指热性药物；后一个"热"，指炎热的季节，意指运用温热药应避开炎热的季节。春夏季节，气候由温渐热，阳气升发，人体腠理疏松开泄，即使外感风寒，也不宜过用辛温发散药物，以开泄太过，耗伤气阴。